Martin

Richtig einkaufen
ohne Glutamat

Der Autor

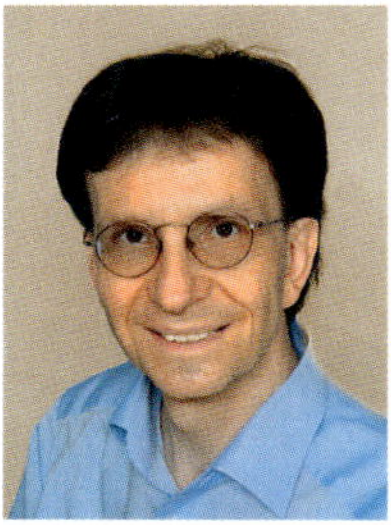

Hans-Helmut Martin ist Diplom-Ökotrophologe und seit vielen Jahren als Seminarleiter und Dozent mit nahezu allen Fragen rund um die gesunde Ernährung beschäftigt. Er hält Vorträge, schreibt regelmäßig für Fachzeitschriften und hat an diversen Büchern mitgearbeitet. Zu seinen Arbeitsgebieten gehören auch Geschmacksschulung und Ernährungsgewohnheiten, und er hat viele Jahre Kursleiterinnen von Abnehmgruppen unterrichtet. Bei diesen Themen spielen Glutamat und Geschmacksverstärker eine unrühmliche Rolle.

Für ihre Unterstützung möchte ich meiner Redakteurin Anne Bleick herzlich danken, ebenso Carolin Traub für die kritische Durchsicht des Manuskripts und die Erstellung der Kräuter- und Gewürztabelle.

Hans-Helmut Martin

Richtig einkaufen ohne Glutamat

Für Sie bewertet:
Über 600 Lebensmittel und Fertigprodukte

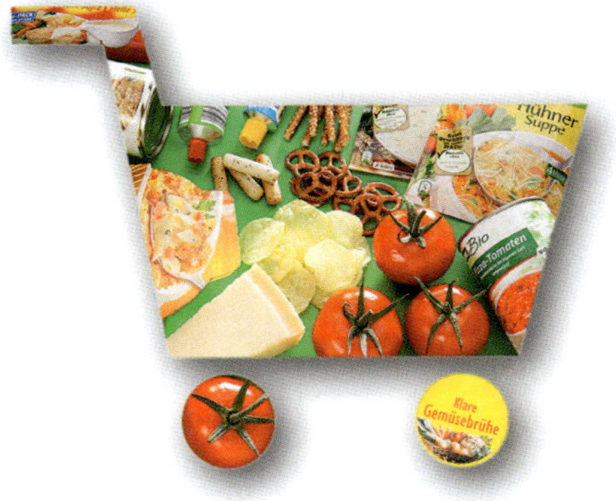

TRIAS

6 **Liebe Leserin, lieber Leser**

9 Glutamat: Mythen und Fakten

10 **Was ist Glutamat?**
11 Warum gilt Glutamat als natürlich?
13 Freie Glutaminsäure schmeckt umami
15 Glutamat verstärkt den Geschmack
17 Natürliches Vorkommen und Zusatz
19 Glutaminsäure im Körper

20 **Gesundheitsschäden durch Glutamat?**
20 Die Blut-Hirn-Schranke
21 Schädliches Nervengift?
22 Augenschäden durch Glutamat?
23 Krank durchs China-Restaurant?
24 Übergewicht durch Glutamat?
26 Trickst Glutamat die Sättigung aus?
28 Fazit

29 **Ernährungs-Tipps**
30 Den Geschmack schulen
31 Geschmacksverstärker erkennen
32 Ist Hefeextrakt besser?
34 Geschmacksverstärkende Zutaten
35 »Würze« und »Aroma«
37 Wie wirkt natürliche Glutaminsäure?
37 Ganz auf umami verzichten?

39 **Richtig einkaufen**
40 Der 3-Punkte-Plan
41 Was verrät uns die Zutatenliste?

45 Einkaufs-Tabellen

46 **So lesen Sie die Tabellen**
47 Die Bewertung
49 **Pikante Knabberartikel**
54 **Brühe**
57 **Saucen**
65 **Kräuter und Gewürzmischungen**
71 **Suppen und Eintöpfe**
75 **Wurst, Schinken und Fleischwaren**
82 **Fertiggerichte und Feinkost**

91 Kochen und unterwegs essen

92 **Außer Haus essen**
92 Warum OK-Produkte nicht okay sind
94 Eher die Regel als die Ausnahme
95 **Selbst kochen**
95 Gemüsebrühe selbst machen
96 Fleischbrühe selbst machen
97 Schnelle braune Sauce selbst machen
98 Bratensauce selbst machen
98 Kräuter- und Gewürzkunde
110 **Bücher zum Weiterlesen**
111 **Register**

Liebe Leserin, lieber Leser,

Geschmack und Aroma sind aus dem täglichen Essen nicht wegzudenken. Wer isst schon etwas, nur weil es gesund ist? Nein, leckeres Essen ist Genuss und Zuwendung und sehr tief in unserem Denken und Fühlen verankert. Leider wird unser Geschmacksempfinden durch künstliche aromagebende und geschmacksverstärkende Zutaten in vielen Produkten getäuscht. Sie stören eine normale Geschmackswahrnehmung, sodass wir auf Dauer natürliche Lebensmittel und gut gewürzte Speisen als fad empfinden. Sie werden auch gerne in Fertigprodukten eingesetzt, um den nachlassenden Geschmack aufzubessern. Der Geschmacksverstärker Glutamat ist eventuell sogar gesundheitsschädlich: Ernährungswissenschaftler und Mediziner streiten über Nervenschäden, Kopfschmerzen, Augenleiden und Übergewicht als Folge.

Doch auch wer die Zutatenliste liest, erkennt nicht ohne weiteres, was sich hinter manchen Bezeichnungen verbirgt. Wer weiß schon, dass »aufgeschlossenes Pflanzeneiweiß« nichts mit grünem Gemüse zu tun hat und sogar ähnlich geschmacksverstärkend ist wie Glutamat. Auch dass »natürliches Aroma« keineswegs immer aus einem natürlichen Lebensmittel stammt, ist vielen unbekannt.

Mit diesem Einkaufsführer will ich Ihnen helfen, sich selbst ein Bild über mögliche Gesundheitsschäden durch Glutamat zu machen. Und ich möchte Ihnen zeigen, wie Sie Geschmacksverstärker und künstliche Aromen erkennen und vermeiden können. Vielleicht kann ich Sie auch anregen, lecker zu kochen und gut zu würzen, anstatt nur einem geschmacksverstärkten Einheitsgeschmack auf den Leim zu gehen.

Ihr Hans-Helmut Martin

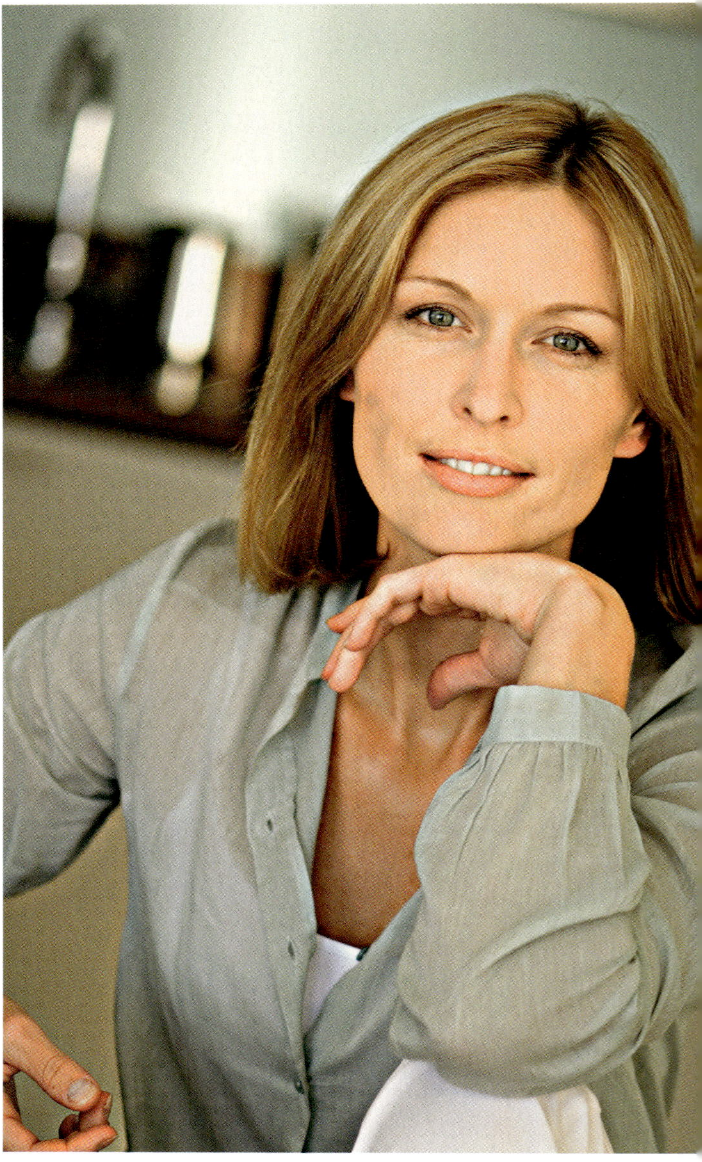

Glutamat: Mythen und Fakten

Glutamat sei völlig harmlos, behaupten die einen. Andere halten dagegen, es verursache manche Erkrankung und mache dick. Was stimmt denn nun?

Was ist Glutamat?

Glutamat gilt offiziell als harmlos, weil es einen ähnlichen Stoff mit wichtigen Funktionen im Körper gibt. Es wird deshalb vom Gesetzgeber vielfältig zugelassen. Auf der anderen Seite kursieren Studienergebnisse, die darauf hindeuten, dass es:

- uns dazu verführt, mehr als sonst zu essen und dick macht,
- für Augen- und Nervenerkrankungen verantwortlich ist,
- Kopfschmerzen und das China-Restaurant-Syndrom verursacht.

Da die Bedenken nicht verstummen, setzt die Nahrungsmittelindustrie weniger Glutamat ein. Das ist zunächst mal positiv. Stattdessen finden sich in vielen Nahrungsmitteln jetzt aber Ersatzstoffe wie Hefeextrakt und Eiweißbruchstücke (hydrolysiertes Pflanzeneiweiß). Das Reizwort »Glutamat« steht also bei diversen Lebensmitteln nicht mehr auf der Zutatenliste. Aber sind die Ersatzstoffe tatsächlich besser? Und was ist mit all den anderen Produkten, in denen das Glutamat immer noch enthalten ist? Viele Fragen, die ich nun schrittweise mit Ihnen klären möchte.

Warum gilt Glutamat als natürlich?

Das Besondere an Glutamat ist, dass es einen natürlichen Inhaltsstoff nachahmt, nämlich einen bestimmten Eiweißbaustein, eine Aminosäure mit Namen Glutaminsäure. Wenn die sich mit Mineralstoffen verbindet, entsteht sogar auf natürlichem Wege Glutamat. Und weil Glutaminsäure in jedem Eiweiß vorkommt, gilt auch Glutamat als Zusatzstoff offiziell als unbedenklich. Glutaminsäure ist übrigens auch ein Bestandteil des menschlichen Körpereiweißes. Und es hat einige wichtige Funktionen, zum Beispiel im Zentralnervensystem. Vielleicht macht es gerade diese Tatsache nicht so einfach, den Zusatzstoff Glutamat pauschal als harmlos oder als bedenklich einzustufen. Auch wenn das bisher von der Wissenschaft noch nicht wirklich aufgeklärt ist, sollte jeder Mensch selbst entscheiden können, ob und wie viel Glutamat er zu sich nimmt. Schließlich muss auch jeder eventuelle Folgen selbst tragen.

Glutaminsäure ist ein natürlicher Geschmacksstoff

Die Glutaminsäure ist eine von 20 verschiedenen Aminosäuren und kommt in fast allen Lebensmitteln vor. Unter bestimmten Umständen werden Aminosäuren aus dem Eiweiß freigesetzt, so auch die Glutaminsäure. Das passiert zum Beispiel bei gut gereiftem Schinken oder Käse. Wie das geschieht, zeigt die Abbildung. Je länger Käse und Schinken reifen, desto mehr Glutaminsäure wird freigesetzt und umso intensiver ist der Geschmack. Frisches Rind- oder Schweinefleisch enthält etwa 5–10 Milligramm freie Glutaminsäure pro 100 Gramm. Während der Fleischreifung steigt der Gehalt freier Glutaminsäure auf 10–30 Milligramm. Ein lange und sorgfältig gereifter Schinken bringt es nach 12 Monaten schließlich auf das 10- bis 25-fache des ursprünglichen Gehaltes. Dies macht die besondere Geschmacksintensität von lang gereiftem Schinken und Käse aus. Das erfordert allerdings eine gut geführte Reifung und damit viel Zeit und Sorgfalt. Wurst- und Schinkenhersteller, die sich beides sparen wollen, nutzen stattdessen den Zusatzstoff Glutamat oder in letzter Zeit vermehrt Hefeextrakt und andere Ersatzstoffe. So gelingt es ihnen, den Verbrauchern eine scheinbar hohe Qualität, eine sorgfältige Reifung und einen intensiven Geschmack vorzumachen. Es gibt jedoch auch Positivbeispiele. Manche Hersteller deklarieren inzwischen die Reifezeit. Und tatsächlich finden wir in diesen Schinken weder Glutamat noch die Ersatzstoffe.

▼ So werden aus einem Eiweiß Aminosäuren freigesetzt.

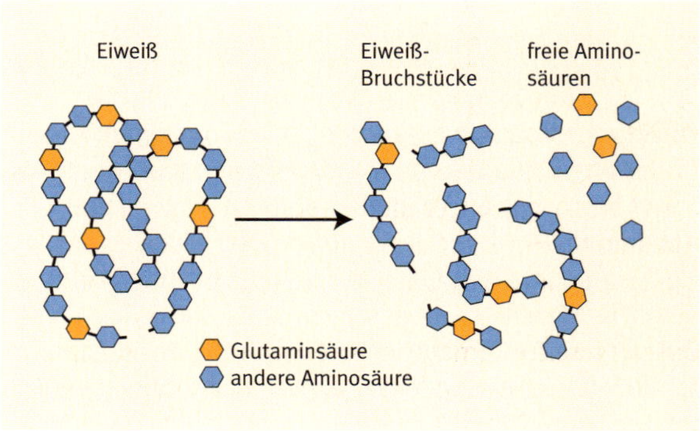

Freie Glutaminsäure schmeckt umami

Nachdem Schinken und Käse gut gereift sind, liegt ein Teil der Glutaminsäure also als freie Aminosäure vor. Manche Lebensmittel wie Tomaten haben schon von Natur aus reichlich freie Glutaminsäure. Und nur in dieser Form, als freie Aminosäure, bewirkt sie den besonderen Geschmack, den man auch mit dem künstlichen Glutamat erzielen will. Dieser Geschmack wird als umami bezeichnet. Er wurde schon vor rund 100 Jahren von einem Japaner namens Kikunae Ikeda entdeckt. Das Wort »umami« kommt aus dem Japanischen und bedeutet so viel wie fleischig, herzhaft oder wohlschmeckend.

Es wird auch als der fünfte Geschmack bezeichnet – neben süß, salzig, sauer und bitter. Auch wenn umami wenig bekannt ist, geschmacklich beliebt ist es allemal, besonders natürlich bei Fleischliebhabern, aber auch in der vegetarischen Küche. Sogar Geschmackstests mit Neugeborenen zeigen eine Vorliebe für umami. Denn gibt man eine Umami-Geschmacksprobe auf ihre Lippen oder Zunge, löst dies Vergnügen und Wohlbefinden aus, wie an der Mimik der Säuglinge deutlich erkennbar ist. Nur mit einer süßen Geschmacksprobe erzielt man übrigens ein noch besseres Ergebnis. Dagegen reagieren Babys auf salzig, bitter und sauer mit deutlich sichtbarer Ablehnung. Und der Geschmack von Neugeborenen ist ganz sicher noch nicht verdorben oder beeinflusst.

Gut ausgereifte Tomaten schmecken übrigens nicht nur umami, sondern sie haben auch noch einen leichten Süßgeschmack und eine angenehme leichte Säure. Deshalb sind sie als geschmacksgebende Zutat sehr beliebt. Denken wir nur an Pizza, Ketchup, gewürfelte Tomaten, in der Pfanne angeschwitzt, oder getrocknete Tomaten, die durch die Trocknung noch intensiver schmecken. Gerade die sind auch in der vegetarischen, also fleischlosen Küche sehr beliebt.

Die folgende Tabelle zeigt, wie viel freie Glutaminsäure in unterschiedlichen Lebensmitteln steckt bzw. wie viel Glutamat zugesetzt wird, um einen ähnlich guten Geschmack vorzugaukeln.

Glutaminsäure und Glutamat in Lebensmitteln.

Lebensmittel	Milligramm in 100 Gramm
Rindfleisch, Schweinefleisch	10–30
Geflügel	22
Wurst, Schinken	bis 300
Muscheln	140
Blattsalate	10
Gemüse	30–50
Tomaten	140
Tomatenmark	760
Tomatenketchup	190
Pilze	40–70
Walnüsse	660
andere Nüsse	bis 400
Kuhmilch	2

Lebensmittel	Milligramm in 100 Gramm
Cheddar	182
Emmentaler	308
Parmesan	1680
Hamburger	560
Pizza Salami	bis 160
Ravioli (Dose)	bis 200
Salzgebäck	200
Kartoffelchips	910
Fleisch- und Hefeextrakte	8700
Sojasauce und fermentierte Sojaprodukte	bis zu 1700

Glutamat verstärkt den Geschmack

Neben dem Umami-Geschmack haben freie Glutaminsäure und das künstliche Glutamat die Eigenschaft, dass sie den Geschmack eines Essens in pikanter und herber Richtung verstärken. Das brachte dem künstlich zugesetzten Glutamat auch die Bezeichnung »Geschmacksverstärker« ein. In Fertigprodukten wird der Zusatzstoff gerne eingesetzt, um den nachlassenden Geschmack aufzupeppen. Auch klassische Würzen wie Maggi und Fondor bekommen ihr Aroma durch Glutamat.

Wichtig: Glutaminsäure, die fest im Eiweiß eingebaut ist, schmeckt nicht umami und wirkt auch nicht als Geschmacksverstärker, nur die freie Glutaminsäure und das Glutamat tun dies.

Verbraucher erkennen den Zusatzstoff Glutamat an den E-Nummern E 620 bis E 625, der Bekannteste ist Mononatriumglutamat (E 621). Zudem gibt es ähnliche Substanzen mit geschmacksverstärkender Wirkung. Sie verbergen sich hinter den Nummern E 626–E 635 in Lebensmitteln. Auch sie ahmen natürliche Inhaltsstoffe und Geschmackskomponenten in Fleisch, Fisch und Schalentieren nach. Häufig werden auch Mischungen aus mehreren Geschmacksverstärkern eingesetzt. Damit werden die Wirkung und der intensive Geschmack noch verstärkt. So findet man oft Mischungen aus Glutamat, Guanylat und Inosinat. Über gesundheitliche Wirkungen dieser Verbindungen ist wenig bekannt. Allerdings werden E 627–635 im Körper zu Harnsäure abgebaut, was für Menschen mit hohem Harnsäurespiegel problematisch sein kann.

Dass es aber auch ohne alle Geschmacksverstärker (ob als Zusatzstoff oder als Zutat) geht, beweisen zahlreiche Hersteller seit vielen Jahren in Gewürzmischungen für die schnelle Küche und sogar in Fertigprodukten.

Geschmacksverstärker und ihre E-Nummern.

Glutaminsäure	E 620
Mononatriumglutamat	E 621
Monokaliumglutamat	E 622
Calciumdiglutamat	E 623
Monoammoniumglutamat	E 624

Magnesiumdiglutamat	E 625
Guanylsäure	E 626
Dinatriumguanylat	E 627
Dikaliumguanylat	E 628
Calciumguanylat	E 629
Inosinsäure	E 630
Dinatriuminosinat	E 631
Dikaliuminosinat	E 632
Calciuminosinat	E 633
Calcium-5'-ribonucleotid	E 634
Dinatrium-5'-ribonucleotid	E 635

Natürliches Vorkommen und Zusatz

Wir haben bereits festgestellt, dass Glutaminsäure eine natürliche Aminosäure im Eiweiß ist. Hier ist sie als Baustein fest eingebaut. In dieser Form ist sie geschmacksneutral. Erst wenn sie freigesetzt wird, schmeckt sie umami. Viele Lebensmittel enthalten kleine Mengen freie Glutaminsäure. Einige, wie gereifte Tomaten, Walnüsse und Pilze, enthalten reichlich davon. Freie Glutaminsäure ist auch in gereiften Lebensmitteln wie Schinken und Käse enthalten. Glutaminsäurereiche Lebensmittel wie Tomaten werden mittlerweile zu Pulver verarbeitet und als Zutat etwa in Kartoffelchips eingesetzt.

Darüber hinaus ist freie Glutaminsäure auch reichlich in Hefe enthalten. Sie ist deshalb auch in traditionellen Hefeprodukten wie Hefepasten und pikanten vegetarischen Brotaufstrichen auf Hefebasis enthalten. Hefeextrakt, also ein konzentrierter Auszug aus Hefezellen, wird schon lange in vielen Produkten als Zutat eingesetzt. Auf Hefeextrakt muss man zwar in der Zutatenliste hinweisen, aber die Bezeichnung »Geschmacksverstärker« wird umgangen.

Eiweißreiche Konzentrate, bei denen ein Teil der Glutaminsäure chemisch freigelegt ist, erfreuen sich steigender Beliebtheit in der Lebensmittelindustrie. Sie haben eine ähnliche geschmacksverstärkende Wirkung wie Glutamat. In diese Kategorie fallen Fischpulver, Speisewürze, hydrolysiertes (also chemisch zerlegtes) Soja-, Weizen- oder Maiseiweiß und Milcheiweißwürze. Beliebt als Zutat in Fleischkonserven ist auch Rindfleischextrakt, das ebenfalls geschmacksverstärkend wirkt.

Wie wird der Zusatzstoff hergestellt?

Die Geschmacksverstärker können auf verschiedene Weise gewonnen werden. Pflanzliches oder tierisches Eiweiß wird mit Salzsäure verkocht. Dabei wird Glutaminsäure frei, diese anschließend mit einer Natriumverbindung behandelt, worauf Natriumglutamat entsteht. Man kann Glutamat auch mit Hilfe von Bakterien herstellen. Diese Bakterien wachsen in einer Nährlösung von Zucker, Melasse oder Stärke. Sie produzieren Glutaminsäure und scheiden sie aus. Die Glutaminsäure wird dann filtriert und durch eine Reaktion mit Natrium zum Natriumglutamat umgewandelt. Sehr wahrscheinlich werden dabei auch gentechnisch veränderte Bakterien eingesetzt. Führend auf dem Weltmarkt für Glutamat sind japanische Unternehmen. Einzelheiten über die dortigen Produktionsverfahren sind nicht bekannt. Ob tatsächlich Gentechnik mit im Spiel war, wenn ein Lebensmittel den Zusatzstoff Glutamat enthält, muss übrigens nicht auf der Zutatenliste angegeben werden.

Glutaminsäure im Körper

Wie schon beschrieben ist Glutaminsäure eine natürliche Aminosäure. Wie andere Aminosäuren auch ist sie ein Baustein im Eiweiß (Protein) des menschlichen Körpers. Sie kommt also in nahezu allen Körperstrukturen vor, fest ins Eiweiß eingebaut.

Auch in freier Form, als freie Aminosäure hat Glutaminsäure wichtige Aufgaben:

- Im Zentralnervensystem, in allen Nervenzellen wirkt sie als Neurotransmitter. Sowohl die Schmerzempfindung ist auf diesen Botenstoff angewiesen, als auch geistige Vorgänge wie Lernen, Konzentrieren und Erinnern.
- Auch wenn Nervenzellen absterben, spielt Glutaminsäure ebenfalls eine zentrale Rolle. Dies hat ihr auch das Attribut »Nervengift« eingebracht. Mit dieser Eigenschaft müssen wir uns später noch genauer beschäftigen.
- Außerhalb des Gehirns dient die Glutaminsäure aus dem Eiweiß der Nahrung Darm und Muskeln zur Energiegewinnung.

Gesundheitsschäden durch Glutamat?

Die natürliche Aminosäure Glutaminsäure hat also wichtige Aufgaben im Körper und wird an vielen Stellen gebraucht. Deshalb wird sie über das Blut durch den gesamten Körper transportiert und die Konzentration im Blut kann mal hoch und mal niedrig sein, je nach Glutaminsäure-Bedarf, den die Muskeln anmelden. Gleichzeitig muss die Menge an Glutaminsäure im Gehirn sehr genau kontrolliert werden. Denn wenn die Menge eines Botenstoffs im Gehirn unkontrolliert ansteigt oder fällt, gerät der gesamte Gehirnstoffwechsel aus den Fugen. Deshalb sind das Blut und das Gehirn normalerweise sehr streng voneinander getrennt.

Die Blut-Hirn-Schranke

Die Aufgabe, Blut und das Gehirn voneinander abzugrenzen, übernimmt die Blut-Hirn-Schranke. Das ist eine sehr dichte Zellschicht, die die Blutgefäße hermetisch vom Gehirn abriegelt und nur (zumindest theoretisch) ganz gezielt Stoffe hindurch lässt, die das Gehirn in dem Moment auch wirklich braucht. Die Blut-Hirn-Schranke ist ein wichtiges Argument, wenn über Gefahren von Glutamat als Zusatzstoff diskutiert wird. Doch ob sie wirklich dicht ist, zweifeln Kritiker an. Sie halten es für wahrscheinlich, dass die Schranke bei sehr hohen Mengen durchlässig wird. Auch bei verschiedenen Infektionen, zunehmender Dauer einer Diabetes-Erkrankung, nach einem Schlaganfall oder bei einer Alzheimer-Erkrankung wird eine erhöhte Durchlässigkeit der Blut-Hirn-Schranke diskutiert.

Aufgrund dieser Blut-Hirn-Schranke kam eine »Konsensus-Konferenz« von Medizinern und Ernährungswissenschaftlern im Jahr 2007 zu dem Schluss, dass der Zusatzstoff harmlos sei und immer wieder geäußerte Vorbehalte nicht belegbar seien. Glutaminsäure, ob proteingebunden, als freie Glutaminsäure oder als Zusatzstoff aufgenommen, überwinde weder die Blut-Hirn-Schranke noch die Plazentaschranke bei Schwangeren. Eine tägliche Zufuhr von bis zu 16 Gramm pro Kilogramm Körpergewicht pro Tag sei unbedenklich, so das Fazit aus zahlreichen Studien. Allerdings gibt es auch berechtigte Zweifel daran. Jedenfalls hat der Medizinprofessor Michael Hermanussen aus Kiel bei den Mitgliedern der Konferenz kritisch nachgefragt. Daraufhin wurde dieser Wert auf 6 Gramm gesenkt. Ob der Grenzwert jetzt sicher ist? Hermanussen und andere Fachleute bezweifeln das.

Schädliches Nervengift?

In Tierversuchen wurden durch Gabe von großen Mengen Glutamat in zahlreichen Gehirnregionen vermehrt Oxidationsprozesse verursacht und die Nerven massiv geschädigt. Brüche an der Zellmembran und Defekte am Erbgut der Nervenzellen wurden festgestellt.

An dieser Stelle müssen wir uns kurz erinnern, dass Glutaminsäure ein wichtiger Botenstoff im Gehirn ist. Sie kommt also in geringen Mengen in jeder Nervenzelle vor. Wenn allerdings Nervenzellen absterben, aus welchem Grund auch immer, kann man ein Ansteigen der Glutaminsäuremenge in den Nerven beobachten.

Tatsächlich gehen beim Menschen viele Nervenerkrankungen wie Altersdemenz, Morbus Alzheimer, Morbus Parkinson und Epilepsie mit einer erhöhten Konzentration an Glutaminsäure im Gehirn einher. In der Folge sterben Gehirnzellen sogar ab. Dann wird häufig auch ein erhöhter Spiegel an Glutaminsäure-Antikörpern festgestellt. Das bringt uns zu der Schlussfolgerung: der Körper wehrt sich dagegen! Es gibt sogar Alzheimer-Medikamente, die nach einem ähnlichen Prinzip arbeiten: Sie blockieren die Glutaminsäure-Rezeptoren im Gehirn und wirken dem Überschuss entgegen.

Doch ob die natürliche Glutaminsäure beim Menschen die Krankheiten bewirkt oder ob die Menge erst als Folge der Erkrankungen ansteigt, ist ungewiss. Ebenso ungewiss ist, ob Glutamat aus der Nahrung allen Konsens-Konferenzen zum Trotz doch durch die Blut-Hirn-Schranke kommt und die Nerven schädigt.

Augenschäden durch Glutamat?

Davon berichteten im Jahr 2002 Wissenschaftler um Professor Hiroshi Ohguro von der Universität Hirosaki in Japan. Sie zeigten in Tierversuchen einen Zusammenhang zwischen einer hohen Glutamatmenge im Futter und Augenerkrankungen, insbesondere Netzhautschäden und grünem Star. Zwar sind in der Studie extrem hohe Glutamatmengen gefüttert worden. Dennoch hat Ohguro keine genaue Untergrenze für eine völlige Unbedenklichkeit des Stoffes nennen wollen, auch weil sich Netzhautschäden eventuell erst nach jahre- oder jahrzehntelangem Glutamatkonsum zeigen würden.

Krank durchs China-Restaurant?

Das China-Restaurant-Syndrom wurde erstmals 1968 beschrieben. Immer wieder litten Menschen nach dem Besuch eines China-Restaurants an Kopfschmerzen, einem steifen Nacken, bekamen einen trockenen Mund, die Haut wurde rot und heiß, der Hals juckte, das Gesicht fühlte sich taub oder starr an, sie hatten Gliederschmerzen oder ihnen wurde übel. Weil im China-Restaurant Glutamat oft reichlich eingesetzt wird, machte man es dafür verantwortlich. Wissenschaftliche Untersuchungen zur Überprüfung brachten allerdings sehr unterschiedliche Ergebnisse. In einer Untersuchung mit Menschen, die sich selbst als glutamatempfindlich bezeichneten, zeigte nur ein Drittel der Personen tatsächlich entsprechende Symptome, und auch nur bei sehr hohen Glutamatmengen. Große Studien und Übersichtsarbeiten sehen daher keine Belege für einen Zusammenhang. Heute wird eher vermutet, dass die beobachteten Symptome durch andere Inhaltsstoffe oder Zutaten der chinesischen Küche ausgelöst werden. Also: Ist Glutamat damit schon rehabilitiert?

Nein, Berichte von Betroffenen zeigen, dass im Einzelfall ein Verzicht auf Glutamat hilfreich sein kann. So schrieb es auch Professor Dr. Stein aus Frankfurt am Main 2009 in der Fachzeitung Ernährung und Medizin: »Allerdings kann das Vorhandensein einer glutamatsensitiven Subpopulation in der Bevölkerung nach wie vor nicht ausgeschlossen werden.« Übersetzt heißt das: »Es kann sein, dass Teile der Bevölkerung auf Glutamat empfindlich reagieren.« Wer von sich weiß oder vermutet, dass er dazu gehört, sollte auf Glutamat und Glutamatersatzstoffe verzichten. Dieser Verzicht ist mit unserem Einkaufsführer leicht möglich. Wenn es nicht hilft, sollte man selbst oder der Arzt nach anderen Ursachen fahnden. Und wenn es hilft: umso besser!

Übergewicht durch Glutamat?

Viele Menschen haben sicher schon mal diese Erfahrung gemacht: Sie öffnen eine Tüte Kartoffelchips und essen eine Handvoll, und noch eine. Aber nach der vierten oder fünften Handvoll meldet sich ihr Verstand »Willst du wirklich die ganze Tüte leeren?« Kennen Sie diese Situation auch von sich? Jetzt gibt es verschiedene Möglichkeiten:

1. Sie hören auf Ihren Verstand und stellen die Tüte zur Seite.
2. Sie essen weiter. Nach der Hälfte der Tüte wird Ihnen schlecht.
3. Ein netter Zeitgenosse kommt Ihnen zur Hilfe und leert mit Ihnen die Tüte.
4. Sie essen die ganze Tüte leer.

Die Frage ist berechtigt: Können Sie aufhören, bevor Ihnen schlecht wird? – Bevor die Tüte leer ist? Oder essen Sie grundsätzlich keine Kartoffelchips, weil Sie Kartoffelchips nicht mögen? Das ist Möglichkeit Nummer 5.

Heimlicher Dickmacher?

Glutamat als Zusatzstoff steht als heimlicher Dickmacher in Verdacht. Es gibt dafür einige Indizien. In einer chinesischen Studie zeigte sich: Wer mehr Glutamat zu sich nimmt, wiegt auch mehr. Doch das ist natürlich noch kein Beweis: Denn wer viel wiegt, weil er mehr isst als andere, nimmt vermutlich auch mehr Zusatzstoffe auf. Damit ist also noch nicht bewiesen, dass Glutamat daran schuld ist, dass er viel isst. Es existieren aber noch weitere Hinweise: Versuchsesser, denen Glutamat ins Essen gemischt wurde, haben mehr und schneller gegessen. Sie kauten weniger, machten kürzere Pausen zwischen den Bissen und auch der Abstand zur nächsten Mahlzeit war kürzer als in der glutamatfreien Vergleichsgruppe.

Bei Ratten führt Glutamat zu Fresssucht

Tierversuche kamen zu ähnlichen Ergebnissen. Große Mengen Glutamat im Futter haben trächtige Laborratten dazu gebracht, bedeutend mehr zu fressen. Der Stoffwechsel der Ratten wurde ebenfalls beeinflusst: Die Bildung eines Wachstumshormons war verringert. Dadurch war das Geburtsgewicht der Nachkommen durchschnittlich um 10 Prozent geringer als in der glutamatfreien Vergleichsgruppe. Die neugeborenen Ratten bekamen weiterhin Glutamat und entwickelten eine regelrechte Fresssucht. Sie fraßen das Doppelte und tranken doppelt bis dreimal so viel wie normal. Die Glutamatmengen, die die armen Ratten fressen mussten, waren extrem hoch und sind vom Menschen kaum erreichbar, wenn man die Größen- und Gewichtsunterschiede zwischen Ratte und Mensch berücksichtigt. Auf den Menschen übertragen würden die Mengen aus diesem Versuch etwa 150 bis 300 Gramm Glutamat täglich bedeuten – diese Menge ist mehr als das Hundertfache der durchschnittlichen Zufuhrmenge in Deutschland. Aber selbst diese Menge gilt nach Meinung der Konsensuskonferenz von 2007 als »harmlos«!

Trickst Glutamat die Sättigung aus?

Damit stellt sich die Frage: Beeinflusst Glutamat die Sättigung? Und wenn ja, wie? 2003 hat sich der Neurophysiologe Pedro Rada intensiv mit der Eigenschaft der Glutaminsäure als Neurotransmitter im Sättigungszentrum im Gehirn beschäftigt, dort wo Hunger und Sättigung reguliert werden. Er hat in einem Rattenversuch untersucht, ob sich die Konzentration dort im Verlauf einer Mahlzeit verändert. Er hat einen typischen Verlauf festgestellt, den die Abbildung zeigt: Zuerst steigt die Menge an. Dann folgt ein Rückgang unter den Ausgangswert, und zwar noch während der Mahlzeit. Nach der Mahlzeit lässt sich ein weiterer Rückgang beobachten.

Die Forschungen von William Sands, einem anderen Neurophysiologen, haben gezeigt, dass die Konzentration der Glutaminsäure tatsächlich einen bedeutenden

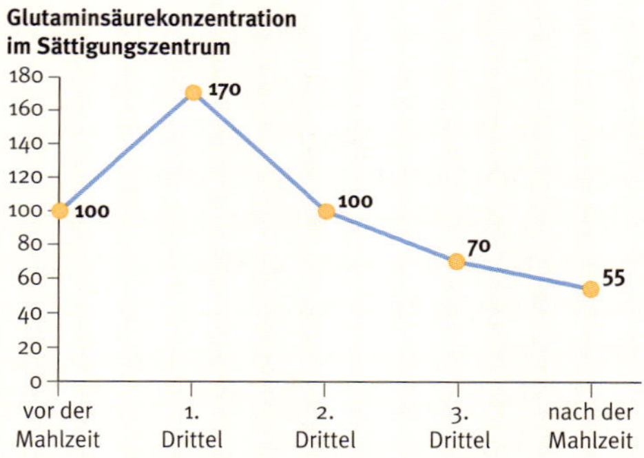

▲ Konzentration des Neurotransmitters Glutaminsäure im Sättigungszentrum von Ratten während einer Mahlzeit (Untersuchungsergebnisse von Rada).

Einfluss auf das Essverhalten hat. Reichlich Glutaminsäure im Sättigungszentrum blockiert nämlich das Sättigungshormon Leptin. Wenn also der Glutaminsäurespiegel normalerweise am Ende einer Mahlzeit sinkt, macht er den Weg frei für das Sättigungshormon: Logisch, am Ende der Mahlzeit sind wir satt!

Was passiert, wenn die Konzentration der Glutaminsäure im Sättigungszentrum nicht sinkt, weil vielleicht die Blut-Hirn-Schranke nicht richtig funktioniert und wir viel künstliches Glutamat gegessen haben? Wird in dem Fall die Sättigung ausgetrickst und wir essen mehr und mehr und mehr? Sind dann Kartoffelchips, Fertigprodukte und andere glutamatreiche Nahrungsmittel vielleicht doch nicht so harmlos? Denn wir können sicher sein: Falls das Glutamat ins Gehirn eindringt, wirkt es wie der Neurotransmitter!

Auch wenn diese Vermutungen sich als richtig erweisen sollten, bleiben natürlich noch zahlreiche andere Ursachen für Übergewicht, wie Bewegungsmangel, zu reichliches Essen oder persönliche Probleme. Doch die Glutamatproblematik ist dann vielleicht der Tropfen, der das Fass zum Überlaufen bringt und uns endgültig zum Nimmersatt macht.

Fazit

Ob Glutamat oder die Ersatzstoffe Kopfschmerzen, Nerven- und Augenschäden und Fresslust verursachen, wissen wir nicht endgültig. Doch solange das nicht genau bekannt ist, können wir uns an das Motto halten: »Vorsicht ist die Mutter der Porzellankiste.« Oder anders ausgedrückt: Wenn wir den Umami-Geschmack so lieben, dann sollten wir ihn wenigstens so natürlich wie möglich zu uns nehmen. Also lieber ein gut gereifter als ein mit Hefeextrakt aufgepeppter Schinken; lieber ein leckerer Tomaten-Mozzarella-Salat als eine Tüte Kartoffelchips. Und wenn es partout Chips sein müssen, tun es vielleicht auch die ohne Geschmacksverstärker oder geschmacksverstärkende Zutaten. Besonders wenn wir nicht einmal erfahren, ob das Glutamat gentechnisch hergestellt wurde.

Ernährungs-Tipps

Weltweit werden rund 1½–2 Millionen Tonnen Glutamat jährlich produziert und gegessen. In Deutschland nimmt jeder Mensch jedes Jahr durchschnittlich rund 150 Gramm zu sich, das sind etwa 16 gestrichene Esslöffel.

Wie viel Glutaminsäure oder Glutamat aber jeder Einzelne aufnimmt, hängt natürlich sehr von den Essgewohnheiten ab. Die durchschnittliche Zufuhr wird insgesamt auf 8–12 Gramm täglich geschätzt:

- Der größte Teil davon ist als fester Eiweißbestandteil in Fleisch, Wurst, Fisch, Bohnen, Linsen, Milchprodukten, Eiern und Vollkornbrot.
- Freie Glutaminsäure macht dabei etwa 1 Gramm aus.
- Hinzu kommt die Aufnahme als Zusatzstoff. Hier liegt die durchschnittliche Zufuhr in Deutschland bei 0,4 Gramm täglich.

Ravioli in der Dose enthalten beispielsweise bis zu 200 Milligramm pro 100 Gramm und asiatisch angehauchte Fertignudelgerichte sind mit bis zu 700 Milligramm je 100 Gramm Spitzenreiter. Mit einer üblichen Portion von etwa 200 Gramm kommt man alleine schon auf 1400 Milligramm Glutamat. In Wurst, Schinken, anderen Fleisch- und Fischwaren, Fertigprodukten sowie in Knabberartikeln dürfen bis zu 1 Prozent Glutamat oder die entsprechende Menge der Ersatzstoffe enthalten sein, also 1000 Milligramm pro 100 g.

Besonders beliebt ist Glutamat in der asiatischen Küche. Man verwendet dort deutlich häufiger Zutaten, die sehr reich an freier Glutaminsäure sind, wie Sojasauce, Miso und andere fermentierte Sojaprodukte, oder hilft entsprechend nach. Oft findet man in der Speisekarte den pauschalen Hinweis: »Alle Gerichte enthalten Geschmacksverstärker.« Eine stark gewürzte Mahlzeit im China-Restaurant kann so insgesamt auf 3000–5000 Milligramm Glutamat kommen.

Den Geschmack schulen

Immer mehr – immer süßer – immer würziger ... Wir sind ständig auf der Jagd nach dem neuesten Kick, auch geschmacklich. Die Ernährungsindustrie tut uns diesen Gefallen. Dabei laufen wir Gefahr, dass uns irgendwann die natürlichen Lebensmittel nicht mehr schmecken. Wer nur noch überzuckerte Süßigkeiten gewohnt ist, wird selbst gut ausgereifte, aromatische Erdbeeren als fade empfinden. Wer immer nur Fertigprodukte mit ihrem geschmacksverstärkten Einheitsgeschmack isst, wird sich schwer tun, ein liebevoll und sorgsam selbst gekochtes Menü zu genießen. Und wenn er dann noch daran denkt, wie viel Zeit die Zubereitung in Anspruch nimmt, hat ihn die Ernährungsindustrie schon fest an der Angel. So wie uns die Werbung verspricht: »Nie kochen gelernt – macht nix!« Und wir kaufen ohne nachzudenken nur noch Produkte mit maßgeschneidertem Einheitsgeschmack.

Deshalb: Beginnen Sie jetzt. Kochen Sie öfter selbst. Und lernen Sie, nicht nur hinzuhören, sondern auch »hinzuschmecken«. Dieser Einkaufsführer hilft Ihnen dabei.

Geschmacksverstärker erkennen

Nur die geschmacksverstärkenden Zusatzstoffe E 620–E 635 müssen überhaupt als Geschmacksverstärker auf der Zutatenliste angegeben werden. Geschmacksverstärkende Zutaten werden zwar aufgelistet, ihr geschmacksverstärkender Charakter wird aber verschwiegen. Das führt sogar dazu, dass auf vielen Packungen damit geworben wird »Wir verzichten bewusst auf

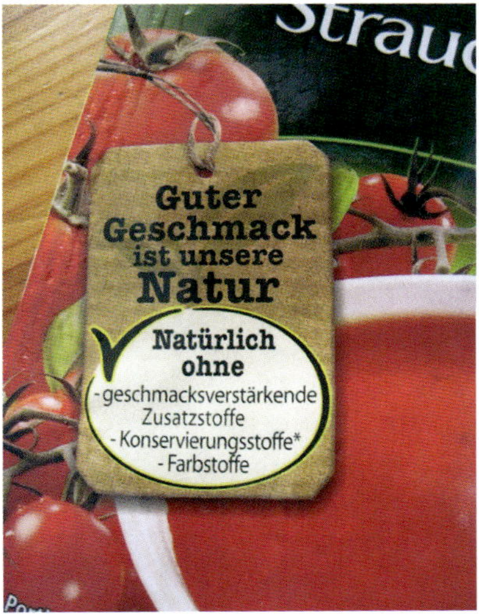

▶ Legale Irreführung: Geschmacksverstärker sind nicht drin, dafür aber Hefeextrakt, das große Mengen Glutamat enthält!

geschmacksverstärkende Zusatzstoffe.« In der Zutatenliste findet sich trotzdem oft Hefeextrakt, hydrolysiertes Eiweiß oder andere glutamatersetzende Zutaten.

Ist Hefeextrakt besser?

Viele Hersteller vermeiden mittlerweile den Zusatzstoff Glutamat und setzen stattdessen Hefeextrakt als geschmacksverstärkende Zutat ein. Bei Hefeextrakt handelt es sich um aufgelöste Bestandteile der Hefezellen in konzentrierter Form. Es ist ein Eiweißkonzentrat und enthält natürlicherweise viel freie Glutaminsäure bzw. Glutamate. Hefeextrakt muss zwar auch in der Zutatenliste aufgeführt werden, aber man umgeht den Begriff »Geschmacksverstärker«. Das ist Augenwischerei: Es wird jede Menge Hefeextrakt zugesetzt, um eine Geschmacksverstärkung und den Umami-Geschmack hervorzurufen, es steht nur nicht mehr drauf.

Konventionelles Hefeextrakt wird aus Hefen mit Hilfe von Salzsäure hergestellt und mit speziellen zusätzlichen Enzymen so gesteuert, dass man eine möglichst hohe Konzentration von Glutaminsäure erhält. Mit anderen Bestandteilen reagiert die Glutaminsäure zu Glutamat. Die zugesetzten Enzyme erzeugen dann noch gezielt weitere Geschmacksstoffe für ein maßgeschneidertes Aroma.

Die geschmackliche Wirkung von Hefeextrakt ist fast die Gleiche wie vom Geschmacksverstärker Glutamat. Die Frage ist, ob die Wirkungen bei Aufnahme von Hefeextrakt denn vergleichbar sind mit den beobachteten Wirkungen von Glutamat. Doch fast alle Studien zu diesem Thema wurden nicht mit Hefeextrakt, sondern mit Glutamat durchgeführt. In einer der wenigen Untersuchungen zeigte jedoch auch Hefeextrakt einen Einfluss: Die Bildung von Körperfett aus Zucker wurde gesteigert und der Fettabbau wurde gehemmt. Allerdings wurde dieser Versuch im Reagenzglas durchgeführt und ist nicht ohne weiteres auf den Menschen übertragbar.

Zutat Hefeextrakt in Bio-Produkten

Auch in Bio-Produkten kann Hefeextrakt verwendet werden, dagegen sind geschmacksverstärkende Zusatzstoffe wie Glutamat in Bio-Produkten nicht erlaubt. Biologisches Hefeextrakt wird anders hergestellt als konventionelles. Salzsäure oder Fremdenzyme werden nicht eingesetzt. Sondern eine Hefelösung wird auf 50°C erwärmt und die Hefezellen sterben ab. Die hefeeigenen Enzyme lösen die Hefezellwände auf und zerlegen das Hefeeiweiß. Übrig bleiben einfachere Eiweißverbindungen, Glutaminsäure, deren Salze, Mineralstoffe und Vitamine. Anschließend wird gefiltert und getrocknet. Weil beim Bio-Hefeextrakt die Hefezellen durch die eigenen Enzyme aufgelöst wurden, spricht man auch von Autolyse, im Gegensatz zur Hydrolyse beim konventionellen Verfahren. Das Bio-Hefeextrakt kann in Bio-Würzmitteln, Gemüsebrühen und anderen verarbeiteten Lebensmitteln eingesetzt werden.

Auch wenn wir nicht wissen, ob das Bio-Hefeextrakt gesundheitlich anders zu bewerten ist als konventionelles Hefeextrakt, Glutamat oder hydrolysiertes, stark verarbeitetes Sojaeiweiß, so können wir ihm immerhin zugute halten, dass es nicht besonders chemisch aufwändig verarbeitet wird.

Geschmacksverstärkende Zutaten

Neben Hefeextrakt findet man inzwischen auch zahlreiche andere Glutamatersatzstoffe. Besonders beliebt bei der Lebensmittelindustrie sind hydrolysiertes Soja-, Weizen-, Mais- oder Milcheiweiß, Molkenerzeugnisse, Fischpulver(extrakt), Rindfleischextrakt und Sojasaucenpulver. »Hydrolysiert« bedeutet: Eiweiß wird chemisch zerlegt, um einen Teil der enthaltenen Glutaminsäure freizusetzen, die nun mit anderen Inhaltsstoffen zum Glutamat reagiert. Und fertig ist die geschmacksverstärkende Wirkung!

Diese Ersatzstoffe findet man in zahlreichen Produkten wie Gemüsebrühe, Tütensuppen, vielen Fertigprodukten, Kartoffelchips und in Gewürzmischungen. Auch Schinken- und Wursthersteller setzen heute kaum noch auf Glutamat, sondern eher auf diese Ersatzstoffe. Das zwingt den Verbraucher, die Zutatenliste sehr intensiv zu studieren. Nicht immer ist eine Zutat so auffällig absurd wie Fischpulver in Chips.

Erinnern Sie sich noch an das Beispiel mit der Kartoffelchipstüte? Und gehören Sie zu denjenigen, denen es schwer fällt, nach ein paar Handvoll Chips aufzuhören? Passiert Ihnen das auch mit Kartoffelchips, die mit einem der Glutamatersatzzutaten gewürzt sind?

Dann haben Sie jetzt vielleicht eine Idee, warum das so ist.

Die Fragen sind und bleiben ungeklärt. Wer aber von sich selbst weiß oder vermutet, dass er empfindlich auf Glutamat reagiert, kann auf diese Produkte verzichten. Vielleicht tut es ihm gut.

»Würze« und »Aroma«

Viele Hersteller helfen dem Geschmack auch mit »Würze«, »Gewürzextrakten« und »Aroma« auf die Sprünge. Diese haben allerdings kaum etwas mit natürlichen Gewürzen und Kräutern zu tun. Sondern es sind Extrakte, isolierte Auszüge und sie enthalten auch eine gewisse Menge Glutamat.

Mogelbezeichnung »natürliches Aroma«

Doch selbst die Angabe »natürliche Aromen« ist kein verlässliches Zeichen dafür, dass es sich hier um ein Lebensmittel voller Geschmack aus frischen Zutaten, Kräutern und Gewürzen handelt. Denn »natürliche Aromen« kann genauso bedeuten: »Aromastoff, durch geeignete physikalische, enzymatische oder mikrobiologische Verfahren aus pflanzlichen, tierischen oder mikrobiologischen Ausgangsstoffen gewonnen …«. So schreibt es zumindest die Neufassung der deutschen Aromenverordnung zum Januar 2011 vor.

Eins ist sicher: Nur wenn das Aroma namentlich benannt wird, z.B. als »natürliches Erdbeeraroma«, stammt es wirklich aus dem Original, in diesem Fall aus der Erdbeere. Wenn es aber heißt »Natürliches Aroma« muss das lediglich aus einem natürlichen Grundstoff hergestellt werden. Leider gelten auch Sägespäne und Schlachtabfälle als »natürlich«. Von einem »mikrobiologischen« Verfahren spricht man, wenn das Aroma durch maßgeschneiderte Bakterien, Pilzen oder Hefen erzeugt wurde. Also scheint es auch da mit reiner Natur nicht allzu weit her zu sein.

Selbst eine »Garantie« ist nichts wert

Neben der Frage, ob diese Stoffe ähnliche Nachteile haben wie der Zusatzstoff Glutamat, kommt hinzu: Sie hindern uns, den natürlichen Geschmack der Lebensmittel wahrzunehmen. Sie peppen den Geschmack in Fertiggerichten auf und täuschen eine Frische vor, die nicht mehr vorhanden ist.

Viele Hersteller nutzen mittlerweile die Skepsis vieler Kunden aus und geben auf der Verpackung das Versprechen ab: »Wir verzichten garantiert auf geschmacksverstärkende Zusatzstoffe…« Dies ist allerdings oft ein Indiz, dass sich ein Blick auf die Zutatenliste lohnt. So finden sich hier häufig Hefeextrakt, Würze, Gewürzextrakte, Aroma, Sojaproteinhydrolysat und ähnlich Glutamatersatzstoffe. Also wieder nix mit »reiner Natur«.

Wie wirkt natürliche Glutaminsäure?

Ob natürliche Glutaminsäure in Käse, Schinken oder Tomaten ähnliche Ergebnisse bringen würde wie Geschmacksverstärker? Probieren wir es aus und lassen doch mal die Klassiker gegeneinander antreten: Tomate gegen Kartoffelchips. Denn genau darauf berufen sich manche Hersteller, die Glutamat einsetzen: schließlich habe auch die Tomate einen hohen Gehalt an freier Glutaminsäure. Eine ganze Tüte Chips schlägt mit bis zu 1000 Milligramm Glutamat und rund 600 Kalorien zu Buche. Das hinterlässt ordentlich Spuren auf der Hüfte.

Und nun zur Tomate: Um 1000 Milligramm natürliche Glutaminsäure zu erreichen, müssen wir rund 700 Gramm Tomaten verputzen. Das ist eine reife Leistung, probieren Sie es aus. Allerdings sind das gerade mal 140 Kalorien. Also: Machen Tomaten wirklich dick? Und liefert die Tomate einen Freibrief dafür, Kartoffelchips mit Glutamat anzureichern? Ich meine in beiden Fällen: »Nein!«

Ganz auf umami verzichten?

Das ist gar nicht nötig. Doch schauen Sie bei Wurst und Schinken genau hin, den Blick auf die Zutatenliste haben Sie ja mittlerweile gut drauf. Und wie wär's mit dem Klassiker unter den Tomatensalaten: Mozzarella- und Tomatenscheiben, mit einem leckeren Balsamicoessig, einem zarten Olivenöl und frischen Basilikumblättern.

Das ist einfach herzustellen und ein tolles Geschmackserlebnis. Tomate und Mozzarella bringen den Umami-Geschmack, die Tomate hat außerdem eine angenehm frische Säure und ein klein wenig natürlichen Zucker. Der Mozzarella hat seine unverwechselbare Textur, wird leicht faserig, nimmt also Essig und Öl gut auf, und zur Abrundung noch ein wenig feines Salz, lecker. Aber Hand aufs Herz: Haben Sie sich schon mal daran überfressen? War Ihnen danach schon mal übel, wie es nach einer vertilgten Chipstüte passieren kann?

Nein? Dann kennen Sie den Unterschied zwischen Qualität und Quantität.

Richtig einkaufen

Glutamatfrei essen – geht das überhaupt? Kurz gesagt: Nein, glutamatfrei essen geht nicht, weil Glutaminsäure fast in allen Lebensmitteln vorkommt und Sie auf natürlichem Weg eine kleine Menge Glutamat zu sich nehmen. Und auf den Umami-Geschmack müssen wir nicht verzichten, auch wenn wir den Geschmacksverstärker vermeiden. Ein Stück kräftiger Käse, ein leckeres Tomatengericht, ein paar Scheiben gut ausgereiften Schinken, ab und zu eine Fleischmahlzeit, eine Handvoll Walnüsse bringen umami ohne jede Chemie!

Wir können aber selbst entscheiden, ob wir Glutamat als Zusatzstoff zu uns nehmen oder nicht. Wer es vermeiden will, sollte auf der Zutatenliste auf die Bezeichnung »Geschmacksverstärker« und auf die E-Nummern 620–635 achten. Auch beim Verzicht auf die Glutamatersatzstoffe helfen unser Einkaufsführer und der Blick auf die Zutatenliste. Doch hier lauert schon die nächste Falle. Werbeaussagen wie »wir verzichten garantiert auf künstliche Geschmacksverstärker« und »ohne künstliches Aroma« tragen wahrscheinlich eher zur Verwirrung des Verbrauchers bei, wie wir noch sehen werden. Denn wer in diesen Produkten reine Natur erwartet, sollte zuerst auf der Zutatenliste überprüfen, ob nicht etwa die Glutamatersatzstoffe eingesetzt wurden. Nur wer konsequent zu wenig verarbeiteten, frischen Lebensmitteln greift und selbst kocht, ist auf der sicheren Seite. Gut abschmecken und würzen gehört dazu.

Der 3-Punkte-Plan

Weil die Wissenschaft mit der Bewertung von Glutamat als Zusatzstoff oder in Form des Hefeextrakts noch unentschieden ist, empfehlen wir allen Menschen folgenden 3-Punkt-Plan:

- Den Zusatzstoff Glutamat vermeiden: Hier hilft ein Blick in unseren Einkaufsführer und natürlich auf die Zutatenliste, denn die Hersteller von Chips, Schinken und Fertigprodukten verändern von Zeit zu Zeit ihre Rezeptur.
- Lebensmittel aus dem China-Restaurant, die extrem hohe Konzentrationen von Glutamat enthalten, meiden. Dazu zählen Sojasauce, Miso, Garnelen, Wantansuppe und Kroepoek (Krabbenchips). Zudem werden oft im China-Restaurant pauschal alle Gerichte mit Glutamat zubereitet. Ein gut gewürztes Gericht im China-Restaurant kann bis zu 3000 Milligramm Glutamat enthalten.
- Extrakte vermeiden: Vermeiden Sie Geschmacksverstärker auch in verarbeiteter oder extrahierter Form. Hier geht es besonders um die verschiedenen Extrakte und Hydrolysate aus Fleisch, Fisch sowie Soja-, Mais- und Weizeneiweiß, um Hefeextrakt sowie um Aromen und Gewürzextrakte, die als geschmackgebende Zutat in Chips und Co. den Zusatzstoff ersetzen sollen.

Was verrät uns die Zutatenliste?

Was muss jeweils auf der Verpackung angegeben werden? Wenn ein geschmacksverstärkender Zusatzstoff aus der Reihe E 620–E 635 enthalten ist, muss er in der Zutatenliste angegeben werden. Entweder mit der Bezeichnung »Geschmacksverstärker« und seinem chemischen Namen oder der E-Nummer. Etwas anders ist das mit den geschmacksverstärkenden Zutaten. Hefeextrakt, Fischpulver, Speisewürze, hydrolysiertes Soja-, Weizen- oder Maiseiweiß, Milcheiweißwürze und Rindfleischextrakt werden zwar ebenfalls aufgeführt, dass sie allerdings als geschmacksverstärkende Zutat ihren Dienst verrichten, wird dabei unterschlagen.

Leider nutzen die Lebensmittelhersteller diesen Umstand auf beinahe unverschämte Weise aus, indem sie auf der Vorderseite der Packung mit Aussagen wie »unverfälschter Genuss, rein natürliche Zutaten, ohne den Zusatzstoff Geschmacksverstärker, ohne künstliche Aromen« usw. werben, obwohl das Produkt geschmacksverstärkende Zutaten enthält. Die Ahnungslosigkeit des Verbrauchers wird schamlos ausgenutzt. Solange geschmacksverstärkende Zutaten sich nicht als solche zu erkennen geben müssen, bleibt Ihnen nur, die Zutatenliste genau zu studieren.

Geschmacksverstärkende Zutaten

Folgende Zutaten wirken geschmacksverstärkend:
- Hefeextrakt
- Hefehydrolysat

- Hefeautolysat
- Fischpulver
- Würze
- Speisewürze
- hydrolysiertes Soja-, Weizen- oder Maiseiweiß
- biologisch abgebautes Pflanzeneiweiß
- pflanzliches Eiweiß, biologisch aufgeschlossen
- Milcheiweißwürze
- Fleischextrakt wie Rindfleischextrakt oder Hühnerfleischextrakt

Die Zutatenliste verrät uns auch etwas über die Menge des jeweiligen Stoffes: Je mehr drin ist, desto weiter oben in der Liste steht die Zutat. Falls in einer Kräutermischung also mehr Glutamat als Kräuter enthalten ist, steht das Glutamat vor den Kräutern.

Beispiel Kartoffelchips

Wenn man sich die Mühe macht, die Zutatenliste zu lesen, kommt man oft aus dem Staunen gar nicht mehr heraus. Hier ein Beispiel für die Inhaltsstoffe von Stapelchips: »Kartoffelpüreepulver, pflanzliches Öl, pflanzliches Fett, Reismehl, Weizenstärke, Sauerrahm-Zwiebel-Aroma (Geschmacksverstärker: Mononatriumglutamat, Dinatriumguanylat und Dinatriuminosinat, Zwiebelpulver und Zwiebelgranulat, Dextrose, Zucker, Süßmolkenpulver, Milchzucker, Säuerungsmittel: Zitronensäure, Milchsäure und Apfelsäure, Sauerrahmpulver, Aroma, Milcheiweiß), Maltodextrin, Emulgator: E 471, Speisesalz. – In diesen Chips ist also alles Mögliche drin, nur keine normalen Kartoffeln.

Beispiel Universal-Feinwürzmittel

Ein Aromatpulver, ein Universal-Feinwürzmittel eines deutschen Herstellers enthält beispielsweise laut Zutatenliste: Glutamat, Hefeextrakt und natürliches Aroma (kann Spuren von Ei, Soja, Milch, Sellerie, Senf und Soja enthalten). Dennoch wirbt das Etikett auf der Vorderseite mit dem Slogan »ohne künstliches Aroma«. Das finde ich ziemlich dreist, wenn doch in der Zutatenliste gleich 3 geschmacksverstärkende Zusatzstoffe bzw. Zutaten stehen. Was alles hinter »natürlichem Aroma« stecken kann, hatte ich bereits auf S. 35 geschildert. Wohl bekommt's!

Diese Deklarationen sind legal. Es ist allerdings zu hoffen, dass viele Verbraucher solche Versprechungen auf dem Etikett als Hinweis verstehen, nun erst recht ihre Lesebrille oder die Lupe zur Hilfe zu nehmen und die Zutatenliste genau zu studieren.

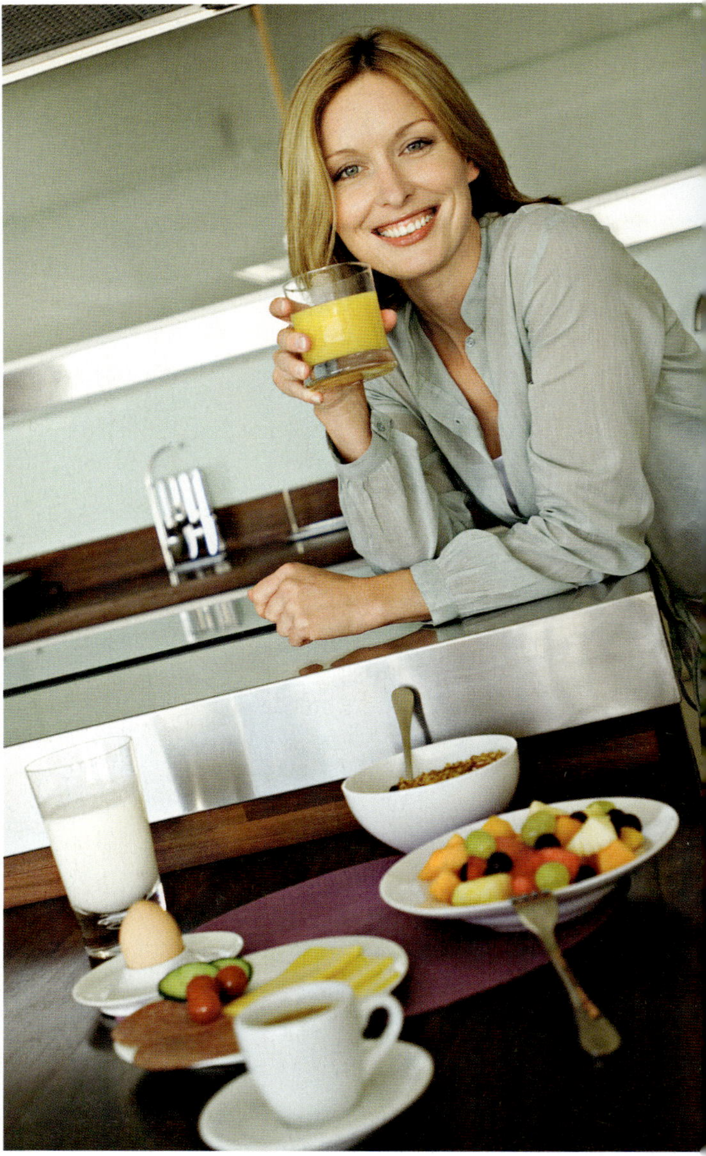

Einkaufs-Tabellen

Die Einkaufs-Tabellen enthalten rund 550 Produkte: von Knabberartikeln bis zu Feinkostsalaten. Die Bewertung zeigt Ihnen auf einen Blick, ob Glutamat enthalten ist.

So lesen Sie die Tabellen

Ich war für Sie mit dem Einkaufswagen in großen Filialketten und Supermärkten, in kleinen Tante-Emma-Läden, im Reformhaus, im klassischen Bioladen und im Biosupermarkt unterwegs. Produkte aus dem Versandhandel wurden ebenfalls einbezogen. Dabei habe ich zahlreiche große und kleine Hersteller unter die Lupe genommen. Natürlich ist von jedem Hersteller nur eine Auswahl aus dem gesamten Sortiment dabei.

Die Angaben stammen von der Zutatenliste des jeweiligen Produkts oder von der Internetseite des Herstellers und wurden bis Juli 2011 erfasst. Ich habe außerdem zahlreiche Hersteller gebeten, die Angaben zu überprüfen und gegebenenfalls richtigzustellen. Manche Hersteller haben angegeben, dass sie in Zukunft auf einige der angemerkten Zutaten verzichten wollen. Das ist in den Tabellen mit einem Sternchen (*) markiert. Einige Hersteller haben nicht reagiert und andere wollten die Veröffentlichung untersagen, zufälligerweise solche mit reichlichem Gebrauch von Glutamat. Weil die Hersteller aber tatsächlich von Zeit zu Zeit ihre Rezepturen ändern, sollten Sie ab und an selbst auf die Zutatenliste schauen.

In der ersten Spalte der Tabelle steht jeweils der Hersteller, und zwar alphabetisch geordnet, das heißt, Produkte von Alnatura finden Sie am Anfang der Tabelle und solche von Zimbo am Ende.

In der zweiten Spalte steht der Produktname, so wie Sie ihn auf dem Etikett finden.

Die Bewertung

Ausschlaggebendes Bewertungskriterium ist der Zusatz von Geschmacksverstärkern, ob als Zusatzstoff oder als Zutat. Ist Glutamat enthalten, gab es die schlechteste Bewertung – den roten Punkt. Auch wenn der Zusatzstoff Geschmacksverstärker durch geschmacksverstärkende Zutaten ersetzt wurde, können Sie das erkennen (Bewertung: gelb-rot). Der Zusatz von Aromen, Würze, Kräuterextrakten und Gewürzextrakten wurde ebenfalls negativ bewertet, denn sie hindern uns, unseren eigenen, natürlichen Geschmackssinn zu entwickeln.

Zahlreiche Produkte enthalten neben den hier aufgeführten Zutaten auch echte Kräuter und Gewürze. Die habe ich aber nicht extra genannt, weil ich dies für selbstverständlich halte. Wie zu erwarten war, schneiden Bio-Produkte meistens deutlich besser ab, denn geschmacksverstärkende Zusatzstoffe sind in diesen Lebensmitteln gar nicht erlaubt. Allerdings fand ich häufig Hefeextrakt, wobei ich bei der Bewertung keinen Unterschied zwischen Hefeextrakt aus biologischer Herstellung und konventionellem Hefeextrakt gemacht habe. Zwar unterscheiden sie sich in der Herstellung (siehe S. 32). Die geschmackliche Wirkung ist jedoch vergleichbar. Und über gesundheitliche Wirkungen und Unterschiede wird kaum wissenschaftlich geforscht. Deshalb rate ich, im Zweifel ganz drauf zu verzichten.

Die Bewertung des Produkts zeigt die dritte Spalte der Einkaufs-Tabellen; und in der vierten finden Sie Anmerkungen dazu, zum Beispiel ob Hefeextrakt enthalten ist:

Grün ● Alle Produkte mit einem grünen Punkt enthalten nur natürliche Zutaten; falls es sich um Bio-Produkte handelt, steht das in der vierten Spalte.

Gelb ● Ein gelber Punkt bedeutet, dass das Produkt Tomatenpulver oder Hefeextrakt enthält (ist jeweils in der vierten Spalte vermerkt), aber keine Zusatzstoffe oder weitere chemisch veränderte Zutaten.

Gelb-Rot ◐ Dieses Lebensmittel enthält geschmacksverstärkende Zutaten, wie Hefeextrakt, Proteinhydrolysat (chemisch abgebautes Soja-, Weizen- oder Maiseiweiß), Fischpulver, Rindfleischextrakt, Hühnerfleischextrakt, Gewürzextrakte, Kräuterextrakte, Aromen und meist verschiedene Zusatzstoffe. Welche Zutaten es im Einzelnen sind, steht in der Bemerkungsspalte.

Rot ● Das Lebensmittel enthält einen oder mehrere Geschmacksverstärker.

Pikante Knabberartikel

Pikante Knabbereien gehören zu den Klassikern unter den glutamathaltigen Produkten. Doch gerade hier gibt es sehr große Unterschiede: In Bio-Produkten ist der Zusatz von Glutamat gar nicht erlaubt, manche Bio-Chips kommen auch ohne Hefeextrakt aus. In konventionellen Chips reicht die Spannweite von einem Produkt (sogenannten »Stapelchips«) mit 16 Zutaten (davon 6 geschmacksverstärkende) und 9 Zusatzstoffen (davon 3 verschiedene Geschmacksverstärker) bis hin zu Produkten, die außer Kartoffelscheiben, pflanzlichem Öl und Salz nichts weiter enthalten. Ein Hersteller bietet »Echt Gartenkräuter«-Chips an und lobt »nur natürliche Zutaten« aus. Bei den Zutaten finden sich aber auch Aroma und Hefeextrakt, sogar jeweils mehr als Kräuter, die sehr weit unten in der Zutatenliste stehen. Eine mögliche Alternative sind Chips aus frittierten Scheiben von Rote Bete, Pastinaken und Möhren, die neben Öl und Salz keine weitere Zutat, geschweige denn Zusatzstoffe benötigen und eine besondere Geschmacknote mitbringen.

Besonders bei dieser Produktgruppe ist jeder einzelne gefordert, seinen Geschmack neu zu trainieren. Zumindest, wer das Thema Geschmacksverstärker (ob als Zusatzstoff oder als Zutat) ernst nimmt. Nahezu alle Kartoffelchips bringen es übrigens pro 150-Gramm-Tüte auf rund 500 Kilokalorien. Dafür muss man ganz schön lange joggen.

Hersteller	Produkt	Bewertung	Anmerkung
	Chips		
Alnatura	Maischips Paprika	grün	Bio
	Kartoffelchips Meersalz	grün	Bio
Bina	Chips Nature	grün	Bio
	Chips Paprika	gelb	Hefeextrakt, Bio
Chio	Chio Chips Red Paprika	gelb/rot	Aroma, Hefeextrakt
	Tortilla Chips Nacho Cheese	gelb/rot	Aroma, Hefeextrakt
	Tortilla Chips Wild Paprika	rot	Geschmacksverstärker, Hefeextrakt, Aroma
Funny frisch	Riffels Naturell	grün	
	Chipsfrisch gesalzen	grün	
	Chipsfrisch Peperoni	gelb/rot	Hefeextrakt, Protein-hydrolysat
	echt Gartenkräuter	gelb/rot	Aroma, Hefeextrakt
	Ofen Chips Paprika	gelb/rot	Hefeextrakt, Aroma
Lay's	Light, gesalzen	grün	
	Light, Paprika	rot	Geschmacksverstärker, Aroma
Lorenz	Naturals mit milder Paprika	gelb/rot	Hefeextrakt, Aroma
	Crunchips Gewürz-Ketchup Geschmack	rot	Geschmacksverstärker, Aroma
	Crunchips light Crème fraîche	rot	Geschmacksverstärker, Aroma
	Chipsletten Hot & Spicy	rot	Geschmacksverstärker, Aromen
Mayka	Bio Kartoffel-Chips Natur Riffelschnitt	grün	Bio
	Bio-Mais-Chips Chili	grün	Bio

Hersteller	Produkt	Bewertung	Anmerkung
	Bio-Kartoffelchips Paprika Riffelschnitt	🟡	Hefeextrakt, Bio
Procter & Gamble	Pringles Original	🟢	
	Pringles Cheese & Onion	🔴	Geschmacksverstärker, Aroma
	Pringles Xtreme Exploding Cheese & Chilli	🔴	Geschmacksverstärker, Aroma
	Pringles Paprika Sweet	🔴	Geschmacksverstärker, Aroma
Rapunzel	Reis Chips Chili mild	🟢	Bio
	Reis Chips Original	🟢	Bio
Real	Kartoffelchips, gesalzen	🟢	
	Kartoffelchips, ungarisch	🟡🔴	Hefeextrakt, Aroma
Rewe	Brasiliens Feuer Kartoffelchips	🟡🔴	Hefeextrakt, Gewürzzubereitung
Tegut	Tortilla Chips Chili	🟢	Bio
	Kartoffelchips Natur mit Meersalz	🟢	Bio
	Kartoffel Chips Paprika	🟡	Hefeextrakt
Trafo	Kartoffelchips, gesalzen	🟢	Bio
	Gemüse Chips	🟢	Bio
	Wellenchips Paprika	🟡	Hefeextrakt, Bio
Tyrells	Natural Beetroot, Parsnip & Carrot Chips	🟢	
	Sweet Chilli and red pepper	🟡	Tomatenpulver

Hersteller	Produkt	Bewertung	Anmerkung
	Erdnussflips		
Funny frisch	Erdnuss Flippies Classic	🟠	Aroma, Hefeextrakt
Lorenz	Wilde Locken Erdnuss	🟢	
	ErdnußLocken Classic	🔴	Geschmacksverstärker, Aroma
Mayka	Bio Erdnuss-Flips	🟢	Bio
Real	Erdnussflips light	🟢	
Rewe – Ja	Erdnussflips	🟢	

	Weitere Knabberartikel		
Alnatura	Dinkel Kräcker Sesam	🟢	Bio
	Dinkel Kräcker Käse Zwiebel	🟢	Bio
Bohlsener Mühle	Cracker Tomate mit Paprika	🟢	Bio
	Cracker mit griechischem Meersalz	🟢	Bio
Chio	Taccos Texas Barbecue	🟠	Aroma, Hefeextrakt
Funny frisch	Ringli Paprika	🟠	Hefeextrakt, Aroma
Lorenz	Erdnüsse, geröstet, gesalzen	🟢	
	Countries Peperoni	🟠	Hefeextrakt, Aroma
	NicNac's	🔴	Geschmacksverstärker, Aromen
Molen Aartje	Corn Peanuts	🟢	Bio
Pfiff (Norma)	Paprikasticks	🟠	Hefeextrakt, Aroma
	Erdnüsse im Teigmantel	🔴	Geschmacksverstärker, Aroma
Rapunzel	Safari-Mix	🟢	Bio

Hersteller	Produkt	Bewertung	Anmerkung
Rewe	Bioknabbermix		Bio
	Scharfe Schoten		Hefeextrakt, Aroma, Proteinhydrolysat
Rewe – Ja	Kartoffelsnacks		Hefeextrakt, Proteinhydrolysat
	Knabberbox		Geschmacksverstärker
	Erdnüsse, geröstet und gesalzen		
Ültje	Erdnüsse, geröstet & gesalzen		
	Erdnüsse, geröstet, ohne Salz		
	Erdnüsse. pikant gewürzt		Hefeextrakt, Aroma
XOX	Pommes Snack Ketchup-Geschmack		Hefeextrakt, Würze, Aroma

Brühe

Keine der hier aufgeführten Suppenbrühen, Brühwürfel und -pulver kommen an den Geschmack einer echten Gemüsesuppe oder Fleischbrühe heran (Rezeptideen finden Sie ab S. 95). Doch auch hier findet man eine große Spannweite. Manche Produkte kommen ohne jede geschmacksverstärkende Zutat aus und bestehen tatsächlich nur aus Kräutern, Gewürzen, ein bisschen Stärke zum Andicken und getrocknetem Gemüse. Andere setzen auf geschmacksverstärkende Zutaten, Aromen oder gleich auf Glutamat.

Hersteller	Produkt	Bewertung	Anmerkung
	Gemüsebrühe, Fleischbrühe, Brühwürfel, gekörnte Brühe		
Alnatura	Klare Gemüsebrühe	● (gelb)	Hefeextrakt, Bio
Bio-Sonne (Norma)	Bio-Gemüsebrühe	● (grün)	Bio
Bruno Fischer	Würzl hefefrei	● (grün)	Bio
	Würzl Gemüse-Brühwürfel	● (gelb)	Hefeextrakt, Bio
Cenovis	Klare Gemüsebrühe	● (gelb)	Hefeextrakt, Bio
Corbell	feiner Genuss Gemüsebrühe Mediterranea	● (rot)	Geschmacksverstärker
	feiner Genuss klare Hühnerbrühe	● (rot)	Geschmacksverstärker
Erntesegen	Gemüsebrühe hefefrei	● (grün)	Bio

BRÜHE

Hersteller	Produkt	Bewertung	Anmerkung
	Gemüse-Brühwürfel	🟡	Hefeextrakt, Bio
	Hühnerbrühe	🟡	Hefeextrakt, Bio
	Rinderbouillon hefefrei	🟢	Bio
	Bouillon mit Rindfleisch	🟡	Hefeextrakt, Bio
Knorr	Bouillon Pur Gemüse	🟡/🔴	Hefeextrakt, Aroma
	Gemüsebouillon	🔴	Geschmacksverstärker
Maggi	NaturPur Bio Gemüsebrühe	🟢	Bio
	Klare Gemüsebrühe	🔴	Geschmacksverstärker, Aroma
	Bouillon de légumes – Gemüsebouillon	🔴	Geschmacksverstärker, Aroma
	Klare Rinds-Bouillon	🔴	Geschmacksverstärker, Hefeextrakt, Aroma, Fleischextrakt
	Klare Hühner-Bouillon	🔴	Geschmacksverstärker, Aroma
Dr. Lange	Klare delikate Brühe	🔴	Geschmacksverstärker, Hefeextrakt
	Klare Gemüsebrühe	🔴	Geschmacksverstärker, Hefeextrakt
Le Gusto	Klare Rinder Brühe	🟡/🔴	Würze, Aromen, Rindfleischextrakt
	Brühwürfel klare Gemüsebrühe	🟡/🔴	Hefeextrakt, Würze
	Klare Rinderbrühe	🟡/🔴	Hefeextrakt, Aroma, Rindfleischextrakt
Radolf (Norma)	Brühwürfel klare Gemüsebrühe	🟡/🔴	Hefeextrakt, Würze
	Klare Rinderbrühe	🟡/🔴	Hefeextrakt, Aroma, Rinderfleischextrakt

Hersteller	Produkt	Bewertung	Anmerkung
Rapunzel	Delikatessbrühe feinkörnig	grün	Bio
	Klare Suppe ohne Hefe	grün	Bio
	Gemüse-Brühwürfel Original	gelb	Bio, Hefeextrakt
Rewe	Bio Klare Gemüsebrühe	grün	Bio
Struik	Kraftbouillon Rind	gelb/rot	Hefeextrakt, Aroma
	Hühner Kraftbouillon	gelb/rot	Proteinhydrolysat, Hefeextrakt, Aroma
	Geflügelfond	gelb/rot	Hefeextrakt, Gänsefleischextrakt
Tartex	Klare Gemüse-Brühe	gelb	Hefeextrakt
tepe	Hühnerbrühe	rot	Geschmacksverstärker, Aromen

Saucen

Bei Saucen für Gemüse-, Nudel-, Fleisch- und Fischgerichte gilt Ähnliches wie für Gemüsebrühen. Manche Produkte kommen ohne jede Geschmackverstärkung aus. Andere setzen auf geschmacksverstärkende Zutaten oder Glutamat.

Bei Tomatensaucen sollte für einen guten Geschmack die Zugabe von Glutamat, Hefeextrakt, Proteinhydrolysat & Co. wirklich nicht nötig sein, weil Tomaten so viel natürliche Glutaminsäure enthalten. Es gibt genügend Hersteller, die zeigen, dass dies funktioniert.

Auch bei Ketchup sind Tomaten die Hauptzutat, sodass ein Verzicht auf jegliche geschmacksverstärkenden Zutaten nicht schwer fallen sollte. Leider werden wir auch hier eines Besseren (oder Schlechteren?) belehrt. Besonders kritisch sehe ich das bei solchen Produkten, die extra für Kinder gestaltet, angeboten und vermarktet werden. Soll hier gleich die Geschmacksentwicklung in die (von der Industrie) gewünschte Richtung geprägt werden?

Hersteller	Produkt	Bewertung	Anmerkung
	Fertigsaucen und Saucenpulver für Gemüse-, Nudel-, Fleisch- und Fischgerichte		
Barilla	Ragù al Vino	🟡/🔴	Aromen
Bambogarden	Sweetsoursauce	🟢	
	Grüne Thai Paste	🟡/🔴	Hefeextrakt, Proteinhydrolysat, Fischpulver
Bertolli	Basilico	🟢	
	Pecorino	🟢	
Birkel	Nudel up Bolognese mit Rindfleisch	🔴	Geschmacksverstärker, Hefeextrakt
Bruno Fischer	Bolognese Arrabiata	🟢	Bio
	Würzl Potato Fix Tomate-Basilikum	🟢	Bio
	Würzl Helle Sauce	🟡	Hefeextrakt, Bio
	Würzl Krustenfix pikant	🟡	Hefeextrakt, Bio
Buitoni	Pastasauce Toscana	🟡/🔴	Gewürzextrakte
Cenovis	Jäger Sauce	🟢	Bio
	Kräuter Sauce	🟢	Bio
	Grüne Pfeffersauce	🟡	Hefeextrakt, Bio
Corbell	Delikatess Soße zum Braten	🟡/🔴	Hefeextrakt, Würze
Easygourmet	Paprika Tapenade Paprika Basilikum	🟢	Bio
	Steak Chutney	🟢	Bio
Erntesegen	Sauce Hollandaise	🟢	Bio
	Sauce Béarnaise	🟡	Hefeextrakt, Bio
	Fix für Kartoffel-Gratin	🟡	Hefeextrakt, Bio

Hersteller	Produkt	Bewertung	Anmerkung
Heinz	Schaschliksauce	🟡🔴	Aromen
	Exotik-Sauce	🟡🔴	Kräuterextrakte, Aroma
Granovita	Classico Nudelsauce mild-würzig	🟢	
	Pasta Chuta Nudelsauce Bolognese	🟢	
Kania	Fix für Chili con carne	🟡🔴	Hefeextrakt, Aroma
	Fix für Geschnetzeltes Zürcher Art	🟡🔴	Hefeextrakt, Aroma, Proteinhydrolysat
Knorr	Feinschmecker Bratensauce extra fein	🟡🔴	Hefeextrakt, Rindfleischextrakt, Aroma
	Fix für Kräuter-Rahm-Schnitzel	🟡🔴	Hefeextrakt, Aroma
Kraft	Feinkostsauce Chili	🟢	
	Feinkostsauce Cocktail Paprika	🟡🔴	Aromen, Hefeextrakt
Kühne	Gourmet Steak Sauce	🟢	
	Hot-Chili-Sauce	🟡🔴	Aroma
	China-Sauce	🟡🔴	Aroma
Lacroix	Bratenfond	🟡	Hefeextrakt*
	Wildsauce	🟡🔴	Hefeextrakt*, Gewürzextrakt
Jürgen Langbein	Rinderfond	🔴	Geschmacksverstärker, Würze
	Gemüsefond	🔴	Geschmacksverstärker, Würze
LaSelva	Gemüsefond	🟢	Bio
Lien Ying	Teriyakisauce für Fleischgerichte	🔴	Geschmacksverstärker
	Chillisauce scharf	🔴	Geschmacksverstärker
Maggi	Texicana-Salsa Extra Hot	🟡🔴	Aroma

Hersteller	Produkt	Bewertung	Anmerkung
	Würzsauce Magic Asia süß-scharf	🟠	Aroma
	fix & frisch Kräuter-Rahm-Schnitzel	🟠	Aroma, Hefeextrakt
	Delikatess Kräutersoße Doppelpackung	🔴	Geschmacksverstärker, Aroma
	Sauce zu Braten 3er-Pack	🔴	Aroma, Geschmacksverstärker, Proteinhydrolysat
Meiasia	Thai Grünes Curry Woksauce	🟢	
	Thai Beef Basil Woksauce	🟠	Hefeextrakt, Proteinhydrolysat*
Miracoli	Pasta Sauce Bolognese mit Fleisch (im Glas)	🟡	Hefeextrakt
Mondamin	Bratenfond für Kurzgebratenes	🔴	Geschmacksverstärker, Hefeextrakt
Rewe	Sauce Bolognese (Glas)	🟢	
	Pastasauce Glühendes Italien (Glas)	🟢	
Seitenbacher	Braune Sauce	🟡	Tomatenpulver, Speisehefe
Tartex	Feine braune Sauce	🟡	Hefeextrakt
Tegut	Gut Krauschka Rinderfond Bio	🟢	Bio
	Barbequesauce	🟢	Bio
	Blockhouse-Rinderfond	🟠	Rindfleischextrakt, Würze, Hefeextrakt
Thomy	Les Sauces Pfannen Sahne-Sauce (Tetrapack)	🟠	Hefeextrakt, Aroma
	Les Sauces Bechamel (Tetrapack)	🟠	Hefeextrakt, Aroma

Hersteller	Produkt	Bewertung	Anmerkung
	Les Sauces Schnitzel-Sahne-Sauce (Tetrapack)	🟡🔴	Aroma, Fleischextrakt, Hefeextrakt
Ubena	Rahmbraten-Sauce	🟡	Hefeextrakt
	Wild-Sauce	🟡🔴	Hefeextrakt, Aroma
	Dill-Sauce	🔴	Geschmacksverstärker, Hefeextrakt, Aroma
	Waldpilz-Sauce	🔴	Geschmacksverstärker, Hefeextrakt
Vitam	Braune Sauce	🟡	Hefeextrakt
Zwergenwiese	Reis- und Nudelsauce Chili	🟢	Bio
	Reis- und Nudelsauce Chinesisch	🟢	Bio
	Reis- und Nudelsauce Thai	🟢	Bio
	Grill- und Fonduesauce Zigeuner	🟢	Bio

* Der Hersteller will in Zukunft auf diese Zutaten verzichten.

	Tomatensauce		
Alnatura	Tomatensauce Olive	🟢	Bio
	Tomatensauce Ricotta	🟢	Bio
Barilla	Arrabiata	🟢	
	Basilico	🟡	Hefeextrakt
Bio Gourmet	Tomatensauce Basico	🟢	Bio
	Tomatensauce Arrabiata	🟢	Bio
Bruno Fischer	Tomatensauce fein	🟢	Bio
	Pasta Pizza Sauce	🟢	Bio
	TomaTina Kinder Tomatensauce	🟢	Bio

Hersteller	Produkt	Bewertung	Anmerkung
Buitoni	Pasta Sauce Toscana	🟡🔴	Gewürzextrakte
Jütro	Natur-Letscho ungarische Art	🟢	
LaSelva	Kinder Tomatensauce	🟢	Bio
Miracoli	Pasta Sauce Tomate-Basilikum	🟡🔴	Proteinhydrolysat
Rapunzel	Tomatensauce Bolognese	🟢	Bio
	Tomatensauce Bolognese vegetarisch	🟢	Bio
	Tomatensauce Tiger	🟢	Bio
Rewe	Bolognese Sauce (Glas)	🟢	
	Bio-Tomatensauce mild-würzig	🟢	Bio
Tegut	Gut Krauschka Bolognese von Rind	🟢	Bio
Uncle Ben's	Tomatensauce Chop suey	🟡	Hefeextrakt
Zwergenwiese	Tomatensauce Arrabiata	🟢	Bio
	Tomatensauce Basilikum	🟢	Bio
	Kinder Tomatensauce mit Apfelsüße	🟢	Bio
	Tomatensauce Papaya-Chili	🟢	Bio

Hersteller	Produkt	Bewertung	Anmerkung
	Ketchup		
Alnatura	Curry-Gewürzketchup	🟢	Bio
	Tomaten Ketchup	🟢	Bio
Born	Zwiebel Ketchup	🟡/🔴	Aroma
Bruno Fischer	Tomaten Ketchup	🟢	Bio
	TomaTina Kinder Ketchup	🟢	Bio
	Curry Ketchup	🟢	Bio
Byodo	Tomaten Ketchup	🟢	Bio
	Hot Ketchup	🟢	Bio
	Curry Ketchup	🟢	Bio
Danival	Ketchup	🟢	Bio
Develey	Mc Donald's Tomato Ketchup	🟡/🔴	Gewürzextrakte
Edeka Gut und Günstig	Tomaten Ketchup	🟢	
Eden	Tomaten-Ketchup	🟢	Bio
Good Life	Tomatenketchup	🟢	
	Tomatenketchup Hot Chili	🟢	
Hamker	Tomaten Ketchup	🟢	
LeHa Lebensmittel Hartung	Tomatenketchup sonnengereift	🟢	
Hela Gewürzwerk	Bio Curry-Gewürzketchup	🟡	Hefeextrakt, Bio
	Curry-Gewürzketchup delikat	🔴	Geschmacksverstärker
	Tomaten-Gewürzketchup	🔴	Geschmacksverstärker
Heinz	Tomato-Ketchup	🟡/🔴	Gewürzextrakte, Kräuterextrakt
	Hot-Ketchup	🟡/🔴	Kräuterextrakte, Gewürzextrakte

Hersteller	Produkt	Bewertung	Anmerkung
	Kids-Tomato-Ketchup	◐	Gewürzextrakte, Kräuterextrakte
	Curry-Ketchup	◐	Aromen
Knorr	Hot Ketchup	●	
	Tomaten-Ketchup	◐	Gewürzextrakt, Aroma
Kühne	Curry Gewürzketchup würzig pikant	●	
	Tomatenketchup	●	
Kraft	Gewürzketchup Tomate	●	
	Tomaten Ketchup	●	
	Curry Ketchup	◐	Aroma
Livio	Tomatenketchup	●	
Naturata	Curryketchup	●	Bio
	Tomatenketchup	●	Bio
Rapunzel	Ketchup	●	Bio
	Ketchup Curry	●	Bio
	Ketchup Tiger	●	Bio
Real	Bio-Tomatenketchup aromatisch	●	Bio
Real (Tip)	Gewürzketchup Curry	◐	Aroma
	Tomatenketchup klassik	◐	Aroma
Weiling / Bioladen	Curryketchup	●	Bio
	Tomatenketchup	●	Bio
Werder Feinkost	Tomatenketchup	●	
	Curryketchup	●	
Zwergenwiese	Ketchup Curry	●	Bio
	Kinder Ketchup	●	Bio

Kräuter und Gewürzmischungen

Wer Universal-Würzmittel verwenden will, kommt am klassischen Geschmacksverstärker kaum vorbei. Den Vogel schießt ein Aromat-Pulver ab, das auf dem Etikett verkündet, »ohne künstliches Aroma« auszukommen, aber sogar einen Geschmacksverstärker enthält.

Ob Steakgewürz, Pizzagewürz oder solches für die Gemüsepfanne, es geht auch ohne Geschmacksverstärker, wie einige Hersteller beweisen (siehe Tabelle: Kräuter- und Gewürzmischungen für die warme Küche). Und manche kommen nicht nur ohne Geschmacksverstärker aus, sondern verzichten auch auf weitere Zusatzstoffe. Trotzdem glauben andere Hersteller, nicht darauf verzichten zu können.

Salatkräuter- und -gewürzmischungen: Salat und Frischkost sind gesund. Noch besser ist es, wenn auch beim Dressing alles mit rechten Dingen und ohne Geschmacksverstärker zugeht. Doch auch hier bleibt uns ein kritischer Blick auf die Zutatenliste nicht erspart, damit der grüne Salat nicht plötzlich einen gelben oder gar roten Punkt bekommt. Ein brisantes Beispiel: »Fix-Dillkräuter« enthält sogar mehr Glutamat als Dill! Der Name »Fix-Glutamat-Kräuter« würde also eher den Tatsachen entsprechen; dann würde es nur keiner mehr kaufen.

Hersteller	Produkt	Bewertung	Anmerkung
	Universal-Würzmittel		
Cenovis	Cenofix universell	🟡	Hefeextrakt, Bio
Cusina	Aromafond	🔴	Geschmacksverstärker
Fuchs	Ideal Feinwürzer universal	🔴	Geschmacksverstärker, Aroma
Knorr	Aromat	🔴	Geschmacksverstärker, Hefeextrakt
Maggi	Fondor	🔴	Geschmacksverstärker, Aroma
	Würze »Das gewisse Tröpfchen Etwas«	🔴	Geschmacksverstärker, Aroma, Proteinhydrolysat
McCormick-	Mischung Universal Mix	🟢	
Migros	Mirador	🔴	Geschmacksverstärker, Hefeextrakt, Aroma
Vegeta	Würzmischung universell	🔴	Geschmacksverstärker
	Kräuter- und Gewürzmischungen für die warme Küche		
Bad Reichenhaller	Kartoffel-Pommes-salz	🟡🔴	Aroma, Hefeextrakt
Bambogarden	Chinawürzmischung	🔴	Geschmacksverstärker
Beltane	Biofix Spaghetti Bolognese	🟢	Bio
	Biofix Gyros	🟢	Bio
	Biofix Madras Curry	🟢	Bio
Biogewürzmanufaktur	Gyrosgewürz	🟢	Bio
	Texmex Fleischgewürz	🟢	Bio

Hersteller	Produkt	Bewertung	Anmerkung
BioGourmet	Würzmix Lachsnudeln – Italienische Art	🟢	Bio
	Würzmix Paprikagulasch – Ungarische Art	🟢	Bio
Easygourmet	Bio Steak Gewürzzubereitung	🟢	Bio
	Bio Pizza & Pasta Gewürzzubereitung	🟢	Bio
Fuchs	Pizza-Gewürz	🟢	
	Geflügel Würzer	🔴	Geschmacksverstärker, Aroma
	Bratfisch Würzer	🔴	Geschmacksverstärker, Aromen
Herbaria	Wildgewürz Waldeslust	🟢	Bio
	Tango Spice Argentinisches Steakgewürz	🟢	Bio
	Neptuns Traum Fischgewürz	🟢	Bio
	Duft der Macchia Korsische Kräuter	🟢	Bio
	Hildegarten für Gemüseaufläufe, Pilze, Fisch, Geflügel	🟢	Bio
Lebensbaum	Grill- und Pfannengewürz	🟢	Bio
	Pizzagewürz	🟢	Bio
	Fischgewürz	🟢	Bio

Hersteller	Produkt	Bewertung	Anmerkung
	Tajine Arabica für Schmor- und Eintopfgerichte	● grün	Bio
	Genießer Fix Fisch-Wildkräuter-Auflauf	● grün	Bio
	Genießer Fix süß-saure Hähnchenpfanne	● grün	Bio
	Genießer Fix Gemüse-Wok mit Pilzen	● grün	Bio
	Genießer Fix Gartengemüsetopf	● grün	Bio
McCormick	Chinese Wok Asia & Orient	● grün	
	Pasta & Pizza	● grün	
	Fisch – Poisson	◐ gelb/rot	Aromen
	Mischung Mexican Chicken	◐ gelb/rot	Hefeextrakt, Aroma
Ostmann	Pizzagewürz	● grün	
	Suppen-Gewürz	● grün	
	Ungarisch Gulasch-Würzer	● rot	Geschmacksverstärker
	China-Würzer	● rot	Geschmacksverstärker, Würze, Aroma
Schuhbecks-Gewürze	Gulaschgewürz	● grün	
	Lamm-Gewürz zum Grillen und Braten	● grün	
	Fisch-Gewürz zum Braten und Grillen	● grün	
	Barbeque-Gewürz	● grün	
Sonnentor	Franzls Wildgewürz	● grün	Bio

Hersteller	Produkt	Bewertung	Anmerkung
	Salatkräutermischungen, Gewürzmischungen und fertige Dressings für die kalte Küche		
Alnatura	Salat Dressing Gartenkräuter	🟢	Bio
	Würz Mischung	🟢	Bio
Easygourmet	Bio Salat Gewürzmischung	🟢	Bio
Fuchs	Salatzauber Gartenkräuter	🟢	
Heuschrecke	Ayurveda-Gewürz	🟢	Bio
Kattus / Milerb	Salatmix erntefrisch	🔴	Geschmacksverstärker
	Kräuter der Provence	🔴	Geschmacksverstärker
Knorr	Salatkrönung cremig French	🟡🔴	Hefeextrakt, Gewürzextrakt
	Salatkrönung Küchenkräuter	🟡🔴	Hefeextrakt, Aroma
	Salatkrönung Crutinos mit Sonnenblumenkernen	🟡🔴	Würzmittel, Aroma
Kühne	Thousand Island Dressing	🟡🔴	Aroma
	Kräuterwürzig-Dressing	🟡🔴	Hefeextrakt, Aroma
	Joghurt Dressing mit Apfel & Schnittlauch	🟡🔴	Aroma
	French Dressing	🟡🔴	Aroma
Dr. Lange	Salat-Croutons	🟡	Hefeextrakt
	Fix für Salatsauce Dillkräuter	🔴	Geschmacksverstärker
McCormick	Salad Mix Italian	🟡🔴	Aroma
	Mischung für Salat à la provençale	🟡🔴	Aroma

Hersteller	Produkt	Bewertung	Anmerkung
Ostmann	Salatgewürz	●	
	Salat Quick Dill-Kräuter	◐	Hefeextrakt, Aroma
Rapunzel	Backerbsen (Crossies)	●	Bio
Sonnentor	Alles im Grünen Salatgewürz	●	Bio

Suppen und Eintöpfe

Bei Trockensuppen zum Aufgießen gilt: Je stärker verarbeitet sie sind, desto mehr muss dem Geschmack auf die Sprünge geholfen werden. Kaum eine Suppe kommt ohne Glutamat, Hefeextrakt oder andere geschmacksverstärkende Zutaten aus. Sehr oft findet man auf dem Etikett Hinweise und Versprechungen wie »garantiert ohne geschmacksverstärkende Zusatzstoffe und Farbstoffe«. Aber die Zutatenliste strotzt oft nur so von Zutaten mit geschmacksverstärkender Wirkung, wie Proteinhydrolysat, Hefeextrakt, Aromen oder Gewürzextrakten. Daher mein Tipp: Seien Sie besonders bei Produkten mit diesen »Garantien« misstrauisch und gucken erst recht genau auf die Zutatenliste, wenn Sie geschmacksverstärkende Zutaten und weitere Zusatzstoffe vermeiden wollen.

Bei Eintöpfen und Suppen aus der Dose sieht es meist etwas erfreulicher aus. Natürlich ist es immer besser, mit frischen Zutaten zu kochen. Wenn Sie aber doch mal eine Dose aufmachen, nehmen Sie möglichst eine ohne künstliches Aroma und Geschmacksverstärker. Einige Hersteller zeigen, dass auch ohne diese Zusätze ein wohlschmeckendes Ergebnis herauskommen kann.

Hersteller	Produkt	Bewertung	Anmerkung
	Trockensuppen zum Aufgießen		
Alnatura	Tomatencreme Suppe	🟡	Hefeextrakt, Bio
Cenovis	Kürbis Cremesuppe	🟢	Bio
	Kräuter Cremesuppe	🟡	Hefeextrakt, Bio
Corbell	Rindfleischsuppe mit Nudeln	🔴	Geschmacksverstärker, Gewürzextrakt
Erasco	Heiße Tasse Gemüsegarten	🟡🔴	Hefeextrakt, Aroma
	Heiße Tasse Lauchcreme	🟡🔴	Kräuterextrakt, Gewürzextrakte, Aroma
Erntesegen	Tomaten Cremesuppe	🟡	Hefeextrakt
	Gemüse Cremesuppe	🟡	Hefeextrakt
Fuchs	Thai-Chilisuppe	🟡	Hefeextrakt, Aroma
	Spanische Paprika-Suppe	🟡	Hefeextrakt, Aroma
Knorr	Suppenliebe Schlumpf Suppe	🟡🔴	Hefeextrakt, Aroma
	Feinschmecker Strauchtomaten Suppe mit Basilikum	🟡🔴	Hefeextrakt, Aroma
	Feinschmecker Zwiebelsuppe	🟡🔴	Hefeextrakt, Aroma
	Klare Suppe – rein pflanzlich	🔴	Geschmacksverstärker, Hefeextrakt
Le Gusto	Tomatensuppe Toscana	🟡🔴	Hefeextrakt, Aroma
	Tomatensuppe mit Reis und Risoni Nudeln	🟡🔴	Proteinhydrolysat, Aromen

Hersteller	Produkt	Bewertung	Anmerkung
Maggi	Guten Appetit Piraten Suppe	🟡🔴	Aroma, Hefeextrakt
	Guten Appetit Rindfleischsuppe	🔴	Hefeextrakt, Aromen, Geschmacksverstärker
	Guten Appetit Tomatencreme-suppe	🔴	Geschmacksverstärker
	Meisterklasse Zwiebelsuppe Fein-schmecker Art	🔴	Geschmacksverstärker, Hefeextrakt, Aroma
Sonnentor	Ingwer Energie-Suppe	🟢	Bio

	Suppen und Eintöpfe aus der Dose		
Bruno Fischer	Kürbis Eintopf	🟢	Bio
	Mexikanischer Bohnen Eintopf	🟡	Hefeextrakt, Bio
	Gemüse Eintopf	🟡	Hefeextrakt, Bio
Buss (Norma)	Gulaschsuppe	🔴	Geschmacksverstärker, Hefeextrakt, Aroma
	Festtagssuppe	🔴	Geschmacksverstärker, Aroma
Cenovis	Pikanter Linsen-eintopf	🟡	Hefeextrakt, Bio
Dinner Fee (Penny)	Feuriger Western-topf	🟡🔴	Würze
	Thai Suppe	🔴	Aroma, Geschmacks-verstärker
	Bihunsuppe	🔴	Geschmacksverstärker, Aroma, Würzmittel
Erasco	Landhausjägertopf mit Knödeln	🟢	
	Feuertopf	🟡🔴	Hefeextrakt, Aromen, Gewürzextrakte

Hersteller	Produkt	Bewertung	Anmerkung
	Gulaschsuppe ungarische Art	🟡🔴	Aromen
	Ungarische Gulaschsuppe	🔴	Geschmacksverstärker
Heinz	Chili con carne	🟡🔴	Hefeextrakt, Gewürzextrakt
Lien Ying	Bihunsuppe	🔴	Geschmacksverstärker, Hefeextrakt, Gewürzextrakte
Maggi	Magic Asia Terrine Grüne Thai Suppe	🟡🔴	Aroma, Hefeextrakt
Primana Eintöpfe	Linsensuppe mit magerem Schweinefleisch	🟢	
	Chili con Carne	🟡🔴	Aroma, Hefeextrakt
	Fleischbällchen-Topf	🟡🔴	Rindfleischextrakt, Aroma
Radolf (Norma)	klare Rinderbrühe	🟡🔴	Hefeextrakt, Aroma, Rindfleischextrakt
Rewe – Ja	Mexikanischer Bohneneintopf	🟢	
Streit	Chili con Carne	🟢	
Struik	Kartoffeltopf	🟡🔴	Hefeextrakt, Proteinhydrolysat, Aroma, Kräuterextrakt
	Tomatencremesuppe	🟡🔴	Proteinhydrolysat, Hefeextrakt, Aroma
	Bihuhnsuppe	🔴	Geschmacksverstärker, Proteinhydrolysat, Aroma
	Thaisuppe	🔴	Geschmacksverstärker, Hefeextrakt, Aromen
Unox	Gulaschsuppe	🔴	Hefeextrakt, Aromen, Geschmacksverstärker

Wurst, Schinken und Fleischwaren

In gut gereiften Fleischwaren entsteht so viel natürliches Umami-Aroma, dass auf zusätzliches eigentlich verzichtet werden kann. Die Tatsache, dass viele Produkte ein wahrer Tummelplatz für Geschmacksverstärker sind, legt nahe, dass sie im Ruck-Zuck-Verfahren hergestellt werden. Nur manche Anbieter warten tatsächlich, bis die Fleischwaren den Umami-Geschmack auf natürlichem Wege entwickeln. Und bei manchen wird tatsächlich auch die Reifezeit angegeben. Das ist auf jeden Fall ein gutes Zeichen.

Und wie sieht es bei Wurst, Schinken und Fleisch aus, die Sie an der Frischfleischtheke kaufen? Da ist besondere Obacht erforderlich. Es gilt nämlich beim Verkauf von loser Ware: Zusatzstoffe und Zutaten müssen nicht deklariert werden. Es kann also der gesamte Cocktail von Glutamat über Hefeextrakt bis zu Würze und Aromen enthalten sein. Hier hilft nur Nachfragen und im Zweifelsfall verzichten oder eine glutamatfreie Alternative suchen.

Hersteller	Produkt	Bewertung	Anmerkung
	Wurst, Schinken und Fleischwaren		
Abraham	Serranoschinken	●	mit Angabe »11 Monate gereift«
	Bauernschinken	◐	Gewürzextrakte
	Schinken leichter Genuss mild geräuchert	◐	Gewürzextrakte
Alsfelder Biofleisch	Lammbratwurst, gebrüht	●	Bio
Aoste	Stickado Pikanto	●	
	L'Original Baguette Salami	●	
	Edel Salami	●	
	Luftig Fein Salami Peperino	◐	Gewürzextrakte, Kräuterextrakte
Bakenhus Biofleisch	Frühstücksspeck, geschnitten	●	Bio
	Kochschinken	●	Bio
	Lammbratwurst	●	Bio
Bauer Etzel	Luftgetrockneter Bio Rinderschinken	●	Bio
	Bio Schinkenspeck vom Kräuterschwein	●	Bio
Bio-verde	Jamón Serrano	●	Bio, 2 Jahre gereift
	Chorizo Salami	●	Bio
	Prosciutto crudo Rohschinken	●	Bio, 1 Jahr gereift
Böklunder	Riesenbockwurst	◐	Gewürzextrakte
	Rostbratwürstchen	◐	Gewürzextrakte, Proteinhydrolysat
	Delikatess-Wiener	◐	Gewürzextrakte
Börner Eisenacher	Biosalami	●	Bio

Hersteller	Produkt	Bewertung	Anmerkung
Chiemgauer Naturfleisch	Currywurst	🟢	Bio
	Grobe Bratwurst	🟢	Bio
	Lachsschinken, mild geräuchert	🟢	Bio
	Chiemgauer Mini-Salami	🟢	Bio
Cucina	Originale Italiana Prosciutto Italiano Original italienischer Schinken	🟢	mit Angabe »11 Monate gereift«
Eidmann	Serranoschinken-Aufschnitt	🟢	
	Nussschinken-Aufschnitt	🟢	
	Farmerschinken mit Honig	🟠	Würze
	Deli-Schinken handgerollt	🔴	Würze, Geschmacksverstärker
	Corned Beef 125 g	🔴	Geschmacksverstärker, Aroma, Würze
Ferdifuchs für Groß und Klein	Schinkenfleischwurst im Doppelpack	🟠	Gewürzextrakte, Speisewürze
	Ferdi Fuchs Kleine Feine Sahneleberwurst	🟠	Aromen, Speisewürze
Greussener	Salami	🟢	
Gut Bartenhof (Norma)	Wiener Würstle	🟠	Gewürzextrakte, Würze
Gutfried	Corned Turkey	🟠	Würze, Aromen
	Puten Braten	🟠	Gewürzextrakte
	Puten Schinkensalami	🟠	Gewürzextrakte
	Puten Lachsschinken	🟠	Gewürzextrakte

WURST, SCHINKEN UND FLEISCHWAREN

Hersteller	Produkt	Bewertung	Anmerkung
Herrmannsdorfer Landwerkstätten	Debreziner	🟢	Bio
	Wiener	🟢	Bio
	Rindsbratwurst	🟢	Bio
	Pfeffersalami	🟢	Bio
	Lachsschinken	🟢	Bio
Herta	Cevapcici Hackfleischröllchen	🟢	
	Edelsalami	◐	Gewürzextrakt
	Rostbratwurst	◐	Gewürzextrakt, Aroma
Houdek	Bio Schinken Lyoner	🟢	Bio
Kurhessische Fleischwarenfabrik (kff)	Bio-Lachsschinken	🟢	Bio
	Rhönsalami	🟢	Bio
	Wildsalami	🟢	Bio
	Rhöngut Rhöner Stracke Luftgetrocknet	🟢	Bio
Lidl	Saftige Fleischwurst	🟡	Hefeextrakt
Loncheados	Salchichon Iberico, geschnitten	🟢	
	Serrano Schinken Bodega, geschnitten	🟢	
	Iberico Schinken, geschnitten	🟢	
Lutz	Schinkenwurst	◐	Würze, Gewürzextrakte
Meica	Bio-Saft-Bockwurst	🟢	Bio
	Deutschländer Würstchen	◐	Gewürzextrakte, Würze
	Bratmaxe Bratwurst	◐	Würze

Hersteller	Produkt	Bewertung	Anmerkung
Metten	Bockwurst	🟠	Gewürzextrakte
	Dicke Sauerländer Bockwurst (3 Stück à 80 g)	🟠	Gewürzextrakte
	Dicke Sauerländer Bockwurst (5 Stück à 80 g)	🔴	Geschmacksverstärker
Ökoland	Rosmarin Kasseler	🟢	Bio
	Rindsbratwurst	🟢	Bio
	Bauernsalami, geschnitten	🟢	Bio
	Bratwurst-Schnecke, 2 Stück	🟢	Bio
Orto mio	Mortadella	🟢	
Ponnath	Delikatess Rindswurst	🟠	Hefeextrakt*, Würze*, Gewürzextrakte
	Schinkenbockwurst	🟠	Würze*, Gewürzextrakte*
Real	Wiener Würstchen	🟠	Würze
Rewe	Delikatess-Paprikasalami	🟢	
	Spanischer Serrano Schinken	🟢	10 Monate gereift
	Bio-Kochschinken	🟢	Bio
	Bio-Paprika-Lyoner	🟢	Bio
	Delikatess-Schinkenspeck	🟠	Gewürzaroma
	Rostbratwurst Delikatess	🟠	Gewürzextrakte
Rewe – Ja	Bockwürstchen	🟢	
	Original Nürnberger Rostbratwürstchen	🟠	Würze

Hersteller	Produkt	Bewertung	Anmerkung
Rhöngut	Salami Auslese	🟢	Bio
	Sommerwurst	🟢	Bio
Rügenwalder Mühle	Zarter Kochschinken	🟡🔴	Gewürzextrakt
	Mühlen Mett	🟡🔴	Gewürzextrakt
Sancho espana	Serrano-Schinken	🟢	
Schwarz-Cranz	Landschinken, luftgetrocknet	🟢	
	Lachsschinken Kräutermantel	🟢	
Streit	Saure Nieren	🟡	Hefeextrakt
Tegut	Bio-Hühner-Frikassee, Gut Krauschka	🟢	Bio
	Gulasch vom Rind, Gut Krauschka	🟢	Bio
Twinner	Minisalami	🟡🔴	Gewürzextrakte
Weidewirtschaft – Liepe	Bio-Bauernsalami	🟢	Bio
	Bio-Rinderschinken	🟢	Bio
Wiesbauer	Wiener Kümmelbraten	🔴	Geschmacksverstärker, Gewürzextrakt, Aroma
	Weinviertler Winzerwurst, Polnische	🔴	Geschmacksverstärker, Gewürzextrakt
	Wiener Heurigen Krakauer	🔴	Geschmacksverstärker, Gewürzextrakte
	Leichte Champignon-Wurst	🔴	Geschmacksverstärker, Gewürzextrakte
Wiesenhof	Bruzzler Mini	🟡🔴	Würze, Aromen*
	Bruzzler original	🟡🔴	Würze, Aromen*

Hersteller	Produkt	Bewertung	Anmerkung
Wolf	Original Thüringer Rostbratwurst	◐	Würze, Gewürzextrakte
	Bayrische Spanferkelpastete	◐	Gewürzextrakte, Würze, Aroma
	Münchner Weißwurst	◐	Gewürzextrakte, Würze*, Hefeextrakt*
Zimbo	Mini Snacks – gefüllte Geflügel-Fleischbällchen Asia	●	
	Rostbratwurst Grillhelden	◐	Gewürzextrakt
	Thüringer Family Rotwurst	◐	Gewürzextrakt

* Der Hersteller will in Zukunft auf diese Zutaten verzichten.

WURST, SCHINKEN UND FLEISCHWAREN

Fertiggerichte und Feinkost

Glutamat ist mittlerweile selten anzutreffen. Man findet es noch in feurigen und asiatisch (genauer gesagt chinesisch) angehauchten Fertiggerichten. Aber nur wenige Hersteller kommen ganz ohne Geschmackverstärkung aus. Häufig wird Hefeextrakt verwendet, genauso oft auch Gewürzextrakte, Würzen, Aromen und Proteinhydrolysat. In Fleischkonserven werden oft entsprechende Fleischextrakte eingesetzt, z. B. in fertigem Hühnerfrikassee Hühnerfleischextrakt, in Rinderroulade Rindfleischextrakt. Auch die enthalten natürlich Glutamat und haben eine geschmacksverstärkende Wirkung. Versprechungen auf dem Etikett wie »garantiert ohne geschmacksverstärkende Zusatzstoffe und Farbstoffe« vernebeln häufig, dass trotzdem Proteinhydrolysat, Hefeextrakt, Aromen oder Gewürzextrakte enthalten sind, allesamt Zutaten mit geschmacksverstärkender Wirkung. Bleiben Sie kritisch.

Wenn Sie abnehmen wollen und dabei zu kalorienreduzierten Fertiggerichten greifen, sollten Sie darauf achten, dass diese weder Geschmacksverstärker, wie Glutamat, noch Hefeextrakt, Gewürzextrakte, Aromen, Proteinhydrolysate usw. enthalten. Mancher, der zu viel wiegt, muss erst wieder seine Körpersignale wahrnehmen, spüren, wann er hungrig oder satt ist, und worauf er im Moment Appetit hat. Aromen und Gewürzextrakte helfen bestimmt nicht, das wieder zu lernen. Und

Abnehmen mit Geschmacksverstärkern – geht denn das? Machen Geschmacksverstärker nicht eher noch mehr Appetit oder tricksen die Sättigung aus?

Hersteller	Produkt	Bewertung	Anmerkung
	Fertiggerichte		
Blockhouse	4 American Burger	🟢	
Bofrost	Grillgemüseschale	🟢	
	Hähnchen-Spießli	🟡🔴	Hefeextrakt, Hühnerfleischextrakt, Gewürzextrakt, Würze
	Hühnerfrikassee	🟡🔴	Hühnerfleischextrakt, Würze
Buss	Cevapcici – Hackfleischröllchen	🟡🔴	Aroma
	Geflügelhacksteaks	🟡🔴	Hefeextrakt, Aroma
Cenovis	Pasta in Tomatensauce	🟡	Hefeextrakt, Bio
Costa	Blätterteigtaschen mit Lachs	🔴	Geschmacksverstärker
Cucina	Tomaten-Schinken Tortelloni	🟡🔴	Würze, Hefeextrakt, Aroma
Dinner Fee (Penny)	Kasseler mit Kartoffelpüree	🔴	Geschmacksverstärker, Aroma, Würze, Hefeextrakt, Gewürzextrakt
Dovgan Russische Küche	Pellmeni nach russischer Art	🟢	
Dornseifer	Cevapcichi Hackfleischröllchen	🟢	
	Rindergulasch	🟡🔴	Aroma, Hefeextrakt
	Nudelauflauf, Schinken, Broccoli	🔴	Geschmacksverstärker, Hefeextrakt, Aroma

Hersteller	Produkt	Bewertung	Anmerkung
Eismann	Gemüse-Reispfanne	🟢	
	Lachs-Lasagne	🟢	
	Nudel-Hühnchenpfanne	🟡🔴	Proteinhydrolysat, Hefeextrakt
	Hühnerfrikassee	🟡🔴	Hefeextrakt, Proteinhydrolysat
	Muttis Mittagspfanne	🟡🔴	Hefeextrakt, Aroma
Erasco	Hacksteak Erbsen Möhren Kartoffelpüree	🔴	Geschmacksverstärker
	Schweinegeschnetzeltes	🔴	Geschmacksverstärker, Aroma
FineFood	Schweinebraten mit Spätzle und Apfelrotkohl	🔴	Würze, Aroma, Hefeextrakt, Geschmacksverstärker
Frosta	Bratkartoffel Hähnchen Pfanne	🟢	
	Hühner Frikassee Big Pack	🟢	
	Wildlachs Filet in Butter-Blätterteig	🟢	
	Cannelloni Ricotta-Blattspinat	🟢	
	Bioland Sommer-Gemüse	🟢	Bio
Iglo	Hähnchen Schlemmer Filet	🟢	
	Tortelloni Käsesahne	🟢	
	12 Chicken-Nuggets	🟢	

Hersteller	Produkt	Bewertung	Anmerkung
Kitchens of India	Split-Lentil-Curry mit Basmatireis	🟢	
	Palak Paneer (Spinat-Käse-Gericht)	🟢	
Leha Lebensmittel Hartung	Biofinesse – Spaghetti Italia mit Tomatensauce und typisch italienischer Gewürzmischung	🟡	Hefeextrakt, Bio
Maggi	Magic Asia Gebratene Nudeln Ente	🟠	Aroma, Proteinhydrolysat, Hefeextrakt
	Raviolini in Tomatensauce mit Gemüse	🟠	Hefeextrakt, Aroma
	La Pasta di Maggi – Spirelli in Sauce Bolognese	🟠	Aroma, Hefeextrakt
	Wirtshaus Gebratene Nudeln mit Schinken und Ei	🟠	Schweinefleischextrakt, Gewürzextrakt, Hefeextrakt, Aroma
	Spagetti Bolognese	🔴	Aroma, Geschmacksverstärker
	Ravioli in Tomatensauce mit fleischhaltiger Füllung	🔴	Hefeextrakt, Aroma, Geschmacksverstärker
Miracoli	Avanti Maccaroni Tomate Kräuter	🟠	Proteinhydrolysat
Ökoland	Nasi-Goreng	🟢	Bio
	Wok-Gemüsepfanne	🟢	Bio
	Spanische Paella	🟢	Bio
	Gemüse-Nudel-Pfanne	🟢	Bio
Oetker	Bistro-Flammkuchen mediterran	🟠	Proteinhydrolysat, Aroma

Hersteller	Produkt	Bewertung	Anmerkung
Real	Putenbrustspieße mit Ananas	🟢	
	Mini-Loempia Frühlingsrollen mit Gemüse	🟠	Aroma, Hefeextrakt
	Hähnchenmedaillons Caprese	🟠	Aroma
Sonnen-Bassermann	Sauerbraten	🟠	Aroma, Hefeextrakt
	Deftiger Grünkohl, Kasselerschulter Rauchwurst und Kartoffeln	🟠	Hefeextrakt, Aroma
Streit	3 Schaschlik-Spieße in würziger Soße	🔴	Geschmacksverstärker
Tillman's	Hamburger vom Rind	🟢	
	Toasti Schinken Rührei	🟠	Gewürzaroma
Sonnentor	Gute Laune-Risotto	🟢	Bio
Weiland/ Biopolar	Chicken-Curry	🟢	Bio
	Lamm-Curry	🟢	Bio
	Bio-Lachs-Flammkuchen	🟢	Bio
	Kalorienreduzierte Fertiggerichte		
Du darfst	Zwiebel-Hackbraten	🟠	Gewürzextrakte, Hefeextrakt, Aroma
	Hühnerfrikassee	🟠	Aroma
	Schweinegeschnetzeltes	🟠	Aroma, Würze, Hefeextrakt
Frosta Brigitte Diät-Gerichte	Mango Curry Reis	🟢	
	Kartoffel Gartengemüse	🟢	
	Tomaten Basilikum Suppe	🟢	

Hersteller	Produkt	Bewertung	Anmerkung
Sonnen Bassermann Leichter Genuss	Hähnchen Süß-Sauer	◐	Hefeextrakte, Gewürzextrakte
	Putengeschnetzeltes	◐	Hefeextrakt, Aroma
	Zwiebel Hackbraten	◐	Hefeextrakt, Aroma
Weight Watchers	Rinderroulade mit Apfelrotkohl	◐	Rindfleischextrakt
	Hühnerfrikassee	◐	Hühnerfleischextrakt
	Nasi Goreng mit zarten Hühnchenbrust Streifen	●	
	Tiefkühlpizza		
Alnatura	Pizza Spinat	●	Bio
	Pizza Margharita	●	Bio
	Pizza Salami	●	Bio
Bofrost	Pizza Caprese	●	
	Pizza Speciale	◐	Gewürzextrakte
Costa	Pizza Scampi	◐	Proteinhydrolysat, Hefeextrakt, Aroma
Gut und günstig (Edeka)	Mini-Steinofenpizza Mozzarella Tomate	●	
	Steinofenpizza speziale	◐	Gewürzextrakte
Mekka-Food	Türkische Pizza/ Lahmacun	●	
Oetker	Pizza Mozzarella	●	
	Pizza Quattro Stagioni	●	
	Pizza Diavolo extra scharf	●	
Real	Pizzeria speziale	◐	Gewürzextrakte

Hersteller	Produkt	Bewertung	Anmerkung
Real (Tip)	Pizza-Snack Käse-Schinken	🟠	Gewürzextrakte
	Pizza Steinofen Spinat	🟠	Proteinhydrolysat
Tegut	Pizza Tonno	🟢	
	Pizza Diavolo	🟠	Gewürzextrakte
Wagner Pizza	Naturlust Biopizza Vegetaria	🟢	Bio
	Steinofen Thunfisch	🟢	
	Steinofen Bolognese Salami	🟠	Gewürzextrakte, Kräuterextrakte
Weiling/Natural Cool	Dinkelpizza Minis Hawaii	🟢	Bio
	Pizza Margherita	🟢	Bio

	Feinkostartikel und -salate		
Appel	Feuer-Röllchen aus Heringsfilets in Schaschliksauce	🟠	Hefeextrakt, Proteinhydrolysat
Coraya	Meeresröllchen mit Alaska Seelachs	🔴	Geschmacksverstärker
Excelent	Gourmetsalat mit Shrimps	🟢	
	Farmersalat	🟢	
Hawesta	geräucherte Makrelenfilets	🟢	
Homann	Delikatess feiner Fleischsalat	🟢	
	Geflügelsalat Hawaii	🟢	
Larsen	Curry Sill Sill-Happen nach original skandinavischem Rezept	🟢	

Hersteller	Produkt	Bewertung	Anmerkung
Kühlmann	Roter Heringssalat mit Apfel	●	
	Eiersalat mit feinem Spargel	●	
	Omas Kartoffelsalat	◐	Gewürzextrakt, Hefeextrakt, Aroma
Merl	Heringssalat delkatess	●	
	Zarte Heringsfilets in frischer Sahnesauce mit Äpfeln, Zwiebeln & Gurken	●	
	Fleischsalat delikatess	●	
Nadler	Geflügelsalat mit Ananas und Mandarinen	◐	Aroma
	Nudelsalat mit Fleischbrät, Karotten & Paprika	◐	Speisewürze, Aroma
	Delikatessfleischsalat mit Salatcreme, mit knackigen Gürkchen	◐	Speisewürze, Hefeextrakt, Aroma
	Kräuter Fleischsalat mit feinen Gartenkräutern	◐	Speisewürze, Aroma

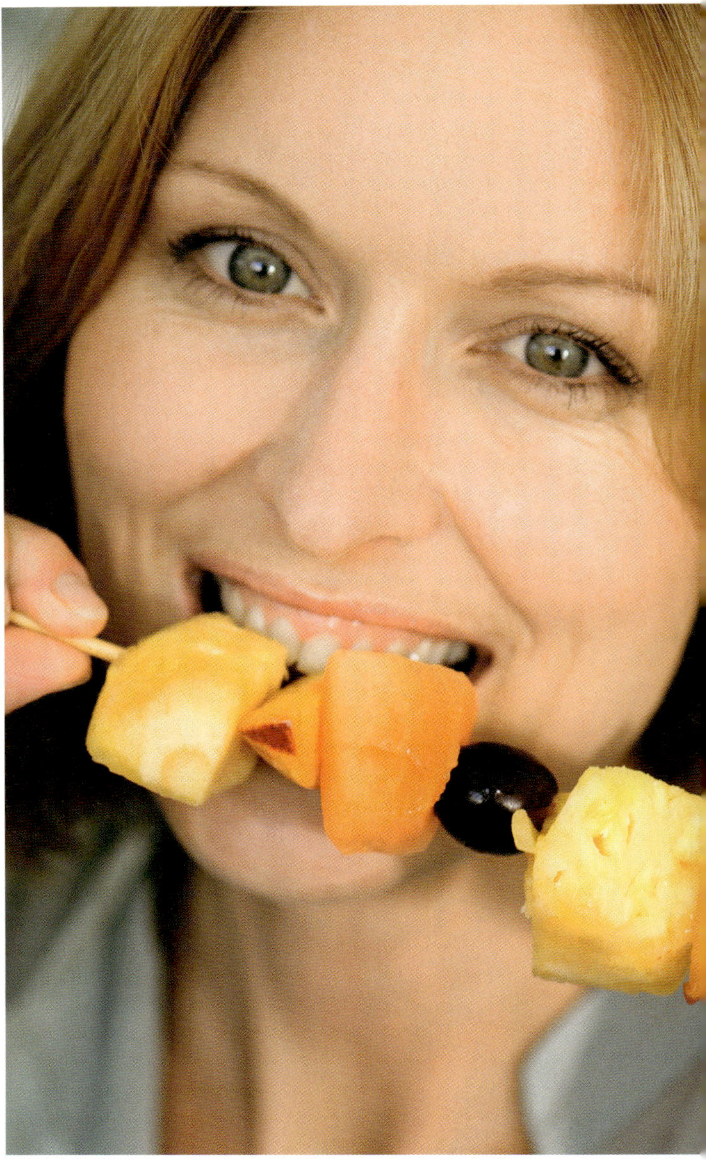

Kochen und unterwegs essen

Im Restaurant und an der Imbissbude lassen sich Geschmacksverstärker schwer vermeiden. Zu Hause aber schon: mit frischen Zutaten, Kräutern und Gewürzen anstatt Fertigsaucen und Co.

Außer Haus essen

Wenn Sie auswärts essen gehen, gibt ein genauer Blick auf die Speisekarte schon erste Informationen, um den Zusatzstoff zu vermeiden. Denn ein Restaurant muss geschmacksverstärkende Zusatzstoffe angeben. Meistens geschieht das allerdings nur mit einer kleinen Fußnote, die am Ende der Speisekarte erklärt wird: »mit Geschmacksverstärker«.

Warum OK-Produkte nicht okay sind

Aber Vorsicht: Wenn eine Zutat, die bei der Zubereitung des Gerichts verwendet wurde, wiederum geschmacksverstärkende Zutaten enthält, muss das nicht angegeben werden. Den trickreichen Unterschied zwischen Geschmacksverstärker als Zusatzstoff und geschmacksverstärkenden Zutaten hatten wir ja schon kennen gelernt. Die Lebensmittelindustrie ist da sehr erfinderisch und entwirft zahlreiche maßgeschneiderte Fertig- und Halbfertiggerichte, die der Gastronomie als »OK-Produkte« oder als »odZ-Produkte« angepriesen werden. »Okay« nicht etwa im Sinne von besonders naturbelassen und wenig verarbeitet. Sondern in dem Sinne, dass nur solche Zusatzstoffe enthalten sind, die auf der Speisekarte nicht angegeben werden müssen. Geschmacksverstärkende Zutaten können drin sein, wie Hefeextrakt, Rindfleischextrakt und Proteinhydrolysat. Da ist die

Bezeichnung »odZ« immerhin etwas ehrlicher, denn odZ bedeutet »ohne deklarationspflichtige Zusatzstoffe«. Aber wie sieht es denn mit den nicht deklarationspflichtigen Zutaten aus? Sind da etwa solche mit geschmacksverstärkender Wirkung dabei? Nehmen wir einige Produkte unter die Lupe.

Ein renommierter Hersteller bietet für die Gastronomie einen solchen Bratenfond mit diesen Zutaten an: Trinkwasser, Tomatenmark, modifizierte Stärke, Rindfleischextrakt, Rotwein, Weizenmehl, Aroma (mit Weizen), pflanzliches Fett, Zucker, Madeira Wein, Zwiebeln, Hefeextrakt, Verdickungsmittel (Xanthan), Speisesalz, Schalotten, Meersalz, Kräuter. Die Schalotten und Kräuter können nicht darüber hinwegtrösten, dass sich in der Sauce 3 geschmacksverstärkende Zutaten verstecken, die in der Speisekarte nicht genannt werden müssen. Hingegen wird in guten Restaurants sehr viel Sorgfalt auf die eigene, handwerkliche Herstellung von Saucen gelegt. Nicht selten gibt es sogar einen Spezialisten dafür, den »Saucier«.

Auch Fertigprodukte wie Knödel und zahlreiche Suppenpulver für das Restaurant sind auf diese selbsternannte Weise »okay«: Tomatensuppe Gärtnerinnen Art, Zucchinicremesuppe, Spreewälder Kürbiscremesuppe, Spargelcremesuppe, Champignoncremesuppe …

Da hilft es also nur, bei der Bedienung nachzufragen: »Setzen Sie OK-Produkte ein?« Allerdings läuft man dabei Gefahr, von seinen Begleitern im Restaurant erstaunte bis ungläubige Blicke ertragen zu müssen, bis hin zur Frage, ob man selbst noch ganz »okay« sei.

Wie sieht es im China-Restaurant aus? Eine Untersuchung des bayrischen Landesamts für Gesundheit und Lebensmittelsicherheit zeigte: Knapp die Hälfte der Gerichte waren mit Glutamat hergestellt. Und bei mehr als 10 Prozent war die zulässige Höchstmenge von 10 g/kg deutlich überschritten. In manchen China-Restaurants kann man sogar auf der Karte lesen: »Alle Gerichte enthalten Geschmacksverstärker.« Da weiß man wenigstens, was man hat.

Eher die Regel als die Ausnahme

Wie oft kommen Geschmacksverstärker im Restaurant vor? Ein Blick in einige zufällig ausgewählte Angebote offenbart: Ein »Familienrestaurant« hat in 24 von 77 Gerichten Geschmacksverstärker. Drei Gerichte sind als »Kindermenü« angegeben, 2 davon mit Glutamat, damit auch die Kinder gleich an den richtigen Geschmack gewöhnt werden. Ein Stehimbiss »für eilige Berufstätige« gibt bei Bock-, Rinds-, Brat-, Brüh und Currywurst Geschmacksverstärker an. Eine Pizzeria bietet von 19 Pizzen 6 mit Glutamat an. Dagegen kommt die indische Küche offenbar ohne den Geschmacksverstärker aus, wie die Karte eines indischen Restaurants zeigt.

Selbst kochen

Wie kann man Glutamat beim Kochen vermeiden? Wer weitgehend auf Konserven und Fertiggerichte verzichtet, hat schon sehr viel richtig gemacht. Und für den Notfall, wenn es mal schnell gehen muss, hilft ein Blick auf die Zutatenliste oder in unseren Einkaufsführer.

»Dann nimm doch einfach keine Brühwürfel!« Dieser gut gemeinte Rat ist im Alltag nicht immer ganz einfach umzusetzen. Einige wenige Gemüsebrühen, die ich für die Einkaufsliste untersucht habe, kommen tatsächlich ohne Glutamat und ohne die Ersatzprodukte aus. Wer eine Gemüse- oder Fleischsuppe aus frischen Zutaten selbst kochen will, braucht ein wenig Routine und etwas mehr Zeit in der Küche. Bald geht es aber fast nebenher. Die folgenden Rezepte helfen Ihnen dabei.

Gemüsebrühe selbst machen

Zutaten für 4 Portionen:

1 Liter Wasser, ½ Stange Lauch, 1 Möhre, 1 Zwiebel, 1 Lorbeerblatt, ¼ Sellerieknolle, ½ Pastinake oder Petersilienwurzel, ½ TL Kümmel, ½ TL Majoran, ½ TL Schabzigerklee, 1 Prise Salz, 1 Prise Muskatnuss, je nach Geschmack Petersilie, Dill, Liebstöckel, Wacholderbeeren

Zubereitung:

- Die Zwiebel halbieren (die Schale dranlassen), in einem großen Kochtopf mit den Schnittstellen auf den Topfboden legen und bei mittlerer Hitze anbräunen.
- Wasser hinzugeben, aufkochen lassen, das Lorbeerblatt und das klein geschnittene Gemüse hinzugeben und 20–30 Minuten kochen lassen.
- Anschließend die Brühe durch ein Sieb laufen lassen und mit Salz und den Gewürzen abschmecken.

Das Gemüse in diesem Rezept bekommen Sie auch fertig zusammengestellt als Suppengemüse im Handel. Sie können die Brühe auch mit anderen Gemüsesorten zubereiten, lediglich stark färbende Gemüse wie Rote Bete sollten Sie nicht verwenden. Wenn Sie oft mit Gemüse kochen, können Sie auch die Gemüseabschnitte im Kühlschrank sammeln und für die Brühe verwenden.

Fleischbrühe selbst machen

Zutaten für 4 Portionen:

1½ Liter Wasser, 250 g Markknochen, 500 g Siedefleisch, 1 Bund Suppengemüse, 2 Lorbeerblätter, 5 Wacholderbeeren, 1 TL Salz, 1 TL Pfefferkörner

Zubereitung:

- Markknochen mit kaltem Wasser aufsetzen, 10 Minuten kochen lassen und entstehenden Schaum mit einer Kelle abnehmen.
- Suppengemüse und Siedefleisch waschen, in größere Stücke schneiden, zusammen mit Salz und den Ge-

würze dazugeben und bei schwacher Hitze etwa 2½ Stunden köcheln, wenn nötig noch mal abschäumen.
- Das Fleisch herausnehmen, die Suppe durch ein Sieb laufen lassen, das Fleisch als Einlage würfeln, wieder zugeben und die Brühe mit Salz und Pfeffer abschmecken.

Schnelle braune Sauce selbst machen

Zutaten für 4 Personen:
½ Zwiebel (Schale dran lassen), 250 ml Wasser, 3 Wacholderbeeren, 1 Lorbeerblatt, 2 Pfefferkörner, 1 leicht gehäufter EL sehr fein gemahlenes Grünkernmehl, 1 EL Sojasauce, 1 TL Balsamessig, 1–2 Messerspitzen Schabzigerklee oder Bockshornklee

Zubereitung:
- Die halbe Zwiebel mit der Schnittfläche nach unten in einem Topf bei mittlerer Hitze ohne Fett etwa 5 Minuten anrösten.
- Dann Wacholderbeeren, Lorbeerblatt und Pfefferkörner mit einem Löffel andrücken, zusammen mit dem Wasser in den Topf geben, aufkochen und 5 Minuten köcheln lassen.
- Kurz aufkochen, das Mehl hinzufügen, mit einem Schneebesen schnell verrühren und weitere 5 Minuten kochen lassen.
- Zwiebeln und Gewürze rausnehmen, Sojasauce und Balsamessig dazugeben, gut verrühren und mit 1–2 Messerspitzen Schabzigerklee oder Bockshornklee abschmecken.
- Die Sauce dickt noch nach, wenn sie länger steht.

Bratensauce selbst machen

Zutaten für 4 Portionen:

1 Stück Bratenfleisch (Schwein oder Rind), Pfeffer, Salz, 20 g Bratfett, 1–2 geschälte Zwiebeln, 1 Tasse Wasser, 1 EL Mehl

Zubereitung:

- Den Braten salzen und pfeffern und in einer großen Pfanne von allen Seiten anbraten.
- Die Herdplatte zurückschalten und mit geschlossenem Deckel weiter braten. Nach der Hälfte der Bratzeit 1–2 halbierte Zwiebeln dazu geben.
- Nach Ende der Bratzeit das Fleisch und die Zwiebeln rausnehmen und warm stellen, den entstandenen Bratenfond in der Pfanne lassen.
- Eine Tasse Wasser und den Esslöffel Mehl dazugeben, mit einem Schneebesen schnell und kräftig verrühren, bis eine sämige Sauce entsteht, dann noch mal mit Salz und Pfeffer abschmecken.
- Die Bratzeit beträgt je nach Größe des Bratens 45–90 Minuten. Zu einem Rinderbraten passt neben der Zwiebel auch sehr gut eine Möhre, geschält und in 4 Stücke geteilt.

Kräuter- und Gewürzkunde

Die Kräuter- und Gewürzübersicht soll Ihnen helfen, Geschmack und Pfiff in die Küche zu bringen. Auf 2 Kräuter und 1 Gewürz möchte ich dabei besonders hinweisen: Schabzigerklee, Bockshornklee und Asafoetida. Die bringen einen schön abgerundeten würzigen Umami-Geschmack in das Essen. Sie werden auch gerne in traditionellen indischen Gerichten eingesetzt, die übrigens oft ohne Geschmacksverstärker auskommen.

Schabzigerklee

Schabzigerklee ist ein getrocknetes Kraut, das ähnlich schmeckt wie Liebstöckel, aber milder. Sie bekommen es im Gewürzhandel oder im Naturkostladen. Vielleicht kennen Sie den mild-pikanten Schabzigerkäse aus der Schweiz. Schabzigerklee eignet sich sehr gut für Aufläufe mit Gemüse und Kartoffeln, für Salatsaucen und Frischkäse, zum Backen von würzigem Brot, Brötchen und Waffeln und er passt zu Fondue oder Raclette. Es gibt auch Glarner Kräuterkäse mit Schabzigerklee, der sehr intensiv schmeckt und anstelle der geriebenen Blätter verwendet werden kann. Wegen der starken Würzkraft sollte der Glarner Kräuterkäse nur sehr sparsam verwendet werden.

Bockshornklee

Bockshornklee wird als getrockneter Samen oder gemahlen als Pulver verwendet. Erhältlich ist er im Gewürzhandel oder im Naturkostladen. Bockshornklee hat ein würziges, fast fleischiges Aroma und passt gut zu Fleisch- und Fischgerichten, Suppen, Eintöpfen, Brühen, in Kräuterkäse, Kräuterbutter und in Rührei. Er eignet sich auch als Brotgewürz und ist ein Aroma-Kick für manche Süßspeisen. Bockshornklee sollten Sie wegen der starken Würzkraft sehr sparsam verwenden und vor der Verwendung kurz erhitzen oder mitkochen, damit sich der starke Geruch und der bittere Geschmack verlieren.

Asafoetida

Asafoetida wird auch Asant genannt und kommt aus der traditionellen indischen Küche. Es schmeckt leicht lauch-zwiebelartig und gibt den Speisen eine abrundende Würze. Allerdings entwickelt es seinen Geschmack erst beim Kochen, vorher riecht es eher unangenehm nach altem Knoblauch. Lassen Sie sich bitte nicht davon abschrecken, dass es auch als Stinkasant und Teufelsdreck bezeichnet wird und überzeugen Sie sich von seinem Geschmack im fertig gekochten Gericht. Man bekommt es in Asia-Läden, Naturkostgeschäften, Reformhäusern und im Gewürzversand. Weil Sie Asafoetida nur sehr sparsam einsetzen sollten, kaufen Sie am besten immer die kleinste Verpackungsgröße.

Kräuter und ihre Verwendung in der Küche

Name	passt zu	Aroma/Geschmack	Tipp
Bärlauch	Gemüse, Kartoffeln, Kalbsfleisch, Reis- und Nudelgerichten, Gratin, Suppe, Salat, Brotbelag	schmeckt knoblauchähnlich, aber etwas feiner	nur frische, grüne Blätter verwenden
Basilikum	Tomate-Mozzarella, Pesto, Kräutersauce, Salat, Kräuterbutter, Fleischgericht	schmeckt etwas pfeffrig und intensiv vollmundig	nur frische Blätter mit Stängel verwenden

Name	passt zu	Aroma/Geschmack	Tipp
Dill	Fischgericht, Seefisch, Salat, vor allem Gurkensalat, Frischkäse	schmeckt zart, intensiv und erfrischend Samen: erinnert fein an Kümmel	verwendet werden: Spitzen, Knospen, Blüten sowie getrocknete und gemahlene Dillsamen
Estragon	Fisch, Kräuterfrischkäse, Salat, Geflügel, Gemüse, Essig, Senf und Marinade; getrockneter Estragon wird für Sauce béarnaise verwendet	Frischer Estragon schmeckt leicht süßlich und erinnert an Lakritze. Der russisch-sibirische Estragon ist robust und wenig aromatisch; französischer und deutscher Estragon sind empfindlicher, aber würziger.	Das Aroma lässt sich in Essig oder Öl eingelegt konservieren.
Kerbel	gehört zu: Frankfurter grüner Sauce; passt zu Schalentieren und nahezu allen Suppen	Der leicht süßliche Geruch und das feine würzig süße Aroma erinnert an Fenchel und Anis.	Die frischen Blättchen und Stiele sind am aromatischsten.
Lorbeerblatt	typisches Wildgewürz, passt auch zu Kartoffelgerichten, Eintöpfen, deftigen Suppen und Fischmarinaden	etwas herb und erdig	Lorbeerblätter vor der Verwendung immer leicht anbrechen, damit die ätherischen Öle besser austreten können.

Name	passt zu	Aroma/Geschmack	Tipp
Majoran	kräftigen Suppen und Eintöpfen, Bratkartoffeln, Schweinefleisch und generell deftigen Gerichten. Fast alle deutschen Wurstsorten sind mit Majoran gewürzt.	schmeckt kräftig würzig	Am frühen Morgen und späten Abend geerntet hat Majoran seinen höchsten Aromagehalt. Getrockneter Majoran kann mit gekocht werden, frischen Majoran erst am Ende des Kochens zugeben.
Oregano	gehört zu: italienischer Tomatensauce und Pizza; verfeinert Salate und Minestrone und ist eine besondere Zutat als Brotgewürz	Der Geschmack reicht von leicht pfeffrig bis würzig scharf. Mexikanischer Oregano ist »höllenscharf«, griechischer Oregano dagegen eher mild.	Die größte Würzkraft hat Oregano in der Blütezeit. Auch getrocknet behält er sein Aroma.
Petersilie	Suppe, Gemüsegericht, Eierspeise, Fleisch, Fisch, Quark, Kräuterbutter und -sauce	Glatte Petersilie schmeckt intensiv, leicht pfeffrig und frisch; krausblättrige Petersilie eher herb würzig und ein wenig scharf bis bitter.	Die Petersilienwurzel gibt Fleischbrühe oder Fonds eine gute Würze.

Name	passt zu	Aroma/Geschmack	Tipp
Pfefferminze	Gemüse, Kartoffeln, Fleisch, Salat, Obstsalat, Süßspeise, Minzsauce; in einigen Tees und Mixgetränken ist Pfefferminze geschmacksgebend	Der menthol- oder kümmelähnliche Geschmack ist je nach Sorte mehr oder weniger stark ausgeprägt.	kann frisch oder getrocknet verwendet werden
Rosmarin	Rosmarinzweige können beim Braten oder Grillen mitgegart werden, sollten vor dem Servieren aber entfernt werden.	Rosmarin schmeckt intensiv kräftig und charakteristisch kampferartig und herb würzig.	kann frisch oder getrocknet verwendet werden; sorgt für einen mediterranen Touch
Schnittlauch	Schnittlauch peppt Quark- und Frischkäse auf. Er passt in nahezu alle Marinaden und Salatsaucen oder wird in feinen Ringen über belegte Brote und Salate gestreut.	Schnittlauch ist geschmacklich verwandt mit Zwiebel und Knoblauch, aber etwas milder.	Vorsicht: Ältere Pflanzen haben oft dicke Röhren, die scharf schmecken können.
Thymian	Fleisch- und Kartoffelgerichten, mediterranen Gerichten, Tomatensauce. Er wird als Wür-	Thymian schmeckt scharf, leicht bitter, aber sehr aromatisch und	kann frisch oder getrocknet (stärkere Würzkraft!) verwendet werden

Name	passt zu	Aroma/Geschmack	Tipp
	ze in Wurst und Fleischfüllungen verwendet. Wenn ganze Zweige mitgekocht werden, dann sollten sie vor dem Servieren entfernt werden.	erinnert an Majoran. Es gibt verschiedene Sorten und Geschmacksrichtungen, wie Sommer-, Winter- und Zitronenthymian sowie weitere Duftvarianten.	Den ganzen Sommer über liefert Thymian frische Zweige, die kurz vor der Blüte die stärkste Würze bieten.
Zitronenmelisse	Suppe, Salat, Sauce, Fisch, Milchprodukte, Marmelade, Süßspeise	Der fein zitronige, ein wenig bittere und erfrischende Geschmack ist besonders bei jungen, zarten Blättern ausgeprägt.	Zitronenmelisse ist besonders gut als Kräuterteezugabe und als Zitronenersatz einsetzbar.

Gewürze und ihr Einsatz in der Küche

Name	passt zu	Aroma/Geschmack	Tipp
Anis	Backwaren, Plätzchen, Gemüse wie Rotkohl oder Rote-Rüben-Salat; als Brotgewürz, für Tees und Liköre	Anis schmeckt aromatisch, süßlich würzig bis leicht scharf und erinnert an Lakritze.	wird ganz oder gemahlen verwendet

Name	passt zu	Aroma/Geschmack	Tipp
Curry	Currypulver ist eine Gewürzmischung aus Kurkuma, Ingwer, Kardamom, Pfeffer, Koriander, Piment, Paprika, Mais, Macis, Zucker und Kreuzkümmel. Es gibt Reis, Fleisch, Fisch, Currysaucen und -butter die besondere Würze.	Curry schmeckt aromatisch, würzig und angenehm scharf.	Fleisch vor dem Braten mit Curry einreiben: ergibt eine leckere Marinade. Curry ist eine besondere Zugabe zu Naturjoghurt oder Hüttenkäse.
Gewürznelke	Apfelmus, Kompott, Lebkuchen, Weihnachtsplätzchen, Rotkohl, Braten. Gewürznelke ist auch als Glühwein- und Wurstgewürz sowie als Würze für Fleisch und Fisch zu finden.	Die Gewürznelke riecht stark aromatisch und schmeckt leicht brennend würzig bis scharf.	Gewürznelken sollten in kleinen Mengen immer frisch gekauft und sparsam verwendet werden. Beim Braten im Ganzen dazugeben und mitschmoren lassen.
Ingwer	Ingwer ist als Wurzel und Pulver erhältlich. Er passt zu Reis, Fleisch- und Wildsaucen, zu Desserts und Quarkspeisen und in die fernöstliche Küche.	schmeckt würzig brennend, nachhaltig leicht scharf und leicht nach Zitrone	Die frische Wurzel über fertige Speisen gerieben schmeckt intensiver als Ingwerpulver, das zudem mit Kurkumapulver gestreckt sein kann.

Name	passt zu	Aroma/Geschmack	Tipp
Fenchel	Fisch, Geflügel, Kohlgerichten; leichten, hellen Saucen. Er ist zusammen mit Kümmel, Anis und Koriander ein typisches Brotgewürz und wird gerne als Würze in Salami eingesetzt.	Fenchel schmeckt kräftig angenehm aromatisch, würzig, süßlich. Der leicht brennende Geschmack erinnert an Anis und Lakritz.	Fenchelkörner kurz vor der Verwendung mit Mörser oder Löffel zerstoßen: das setzt die ätherischen Öle frei und verstärkt die Würzkraft.
Kardamom	Süß- und Milchspeisen, Obstsalat, Kompott; wird auch als Weihnachtsgewürz verwendet. Kardamom gibt Wurst sowie Fleisch- und Gewürzsaucen, vor allem in der indischen Küche als Bestandteil des Curry, eine besondere, würzige Note.	Kardamom schmeckt aromatisch würzig bis scharf brennend. Außerdem erinnert der erfrischende Geschmack an Muskat und Eukalyptus.	Es werden die getrockneten Früchte, Samenkörner und das Kardamompulver (die gemahlenen Samen) verwendet. Kardamomkörner kauen hilft bei Knoblauch- oder Alkoholatem.
Koriander	Koriander ist das typische Spekulatiusgewürz; wird aber auch als Brot- und Wurstgewürz, in indischen Currys, Fisch-	Der süßlich würzige, schwach brennende Geschmack erinnert an Salbei und Mandarine und ist angeröstet	Korianderkörner kauen hilft bei Knoblauch- oder Alkoholatem.

Name	passt zu	Aroma/Geschmack	Tipp
	und Fleischsaucen sowie Pflaumenmus eingesetzt.	besonders aromatisch. Koriander duftet zudem leicht nach Orange und Lavendel.	
Kümmel	Kohlgerichten, Sauerkraut, Suppen, (Salat-)Saucen, Käse, Quark; Kümmel ist der Geschmacksträger in Brot, Kümmelschnaps oder Gewürzlikören (Danziger Goldwasser).	Die leicht beißende Würze bringt einen Hauch von Dill und Petersilie mit sich.	Es werden die getrockneten Samen, aber auch frische Blätter, Früchte und Wurzeln eingesetzt. Kreuzkümmel schmeckt exotischer und facettenreicher.
Liebstöckel (Maggikraut)	kräftigen Suppen auf Fleisch- oder Gemüsebasis, aber auch zu Braten, Quark und Salaten	Der anfangs süßliche Geschmack und Geruch wird intensiv würzig und erinnert stark an Sellerie.	Liebstöckel nur sparsam verwenden, da es andere Gewürze leicht überdeckt. Frische Blätter, Stängel und Wurzeln können ohne starke Geschmacksverluste mitgekocht werden.

Name	passt zu	Aroma/Geschmack	Tipp
Muskatnuss	heller Sauce, Fischsauce und -suppe, Fleischpastete, Kohlgemüsegerichten, Kartoffelpüree, Backwaren	Muskatnuss riecht typisch aromatisch und schmeckt kräftig würzig, herb und leicht brennend.	Nüsse der gemahlenen Ware vorziehen und mit der Muskatreibe frisch reiben.
Paprika	Paprikapulver ist neben Pfeffer eines der beliebtesten Gewürze für Fleisch, Saucen, Suppen und Marinaden. Es gibt verschiedene Sorten: Edelsüß (fruchtig süß), Delikatess (aromatisch fruchtig, mild), Rosenpaprika (würzig scharf), Königspaprika (würzig brennend scharf)	Je nach Sorte schmeckt Paprikapulver fruchtig süß bis brennend scharf.	Paprikapulver wird im heißen Fett leicht bitter.
Pimentkörner (Nelkenpfeffer, Allspice)	Backwaren, Weihnachtsgebäck, Lebkuchen, Terrinen, Ragouts Saucen; aromatischer Pfefferersatz, mit dem Fleisch vor dem Braten eingerieben werden kann.	Pimentkörner riechen intensiv nach Gewürznelken, Zimt und Muskatnuss und haben einen scharf aromatischen Geschmack, der an Pfeffer erinnert.	Die Würzkraft ist am stärksten, wenn Pimentkörner erst kurz vor Verwendung gemahlen oder im Mörser zerstoßen werden.

Name	passt zu	Aroma/Geschmack	Tipp
Wacholderbeeren	Wild- und Fleischgerichte, Saucen	Wacholderbeeren zeichnen sich durch einen kräftig balsamischen Geruch und einen würzig süßlichen, leicht bitteren Geschmack.	getrocknete Wacholderbeeren im Mörser zerquetschen oder ganz mitkochen
Zimt	Backwaren, Kompott, Süßspeisen, Pfannkuchen; mit Nelken und Sternanis ist Zimt das typische Glühweingewürz.	Zimt riecht angenehm aromatisch und schmeckt süßlich würzig bis angenehm brennend.	Zimt ist als ganze Zimtrinde, gemahlen oder als Ceylonzimt im Handel erhältlich.

Bücher zum Weiterlesen

Bielefeld J-G. **Der Gewürz-Kompass.** München: GU; 2005

Bode T. **Die Essensfälscher.** Was uns die Lebensmittelkonzerne auf die Teller lügen. 4. Aufl. Frankfurt/Main: S. Fischer; 2010

Hermanussen M, Gonder U. **Der Gefräßig-Macher.** Wie uns Glutamat zu Kopfe steigt und warum wir immer dicker werden. Stuttgart: Hirzel; 2008

Seehusen H. **Der Kräuter-Kompass.** München: GU; 2005

Register

Die **fett** gesetzten Seitenzahlen verweisen auf Lebensmittel in den Einkaufs-Tabellen.

A

Aminosäure 11, 17
Anis 104
Aroma, natürliches 35
Aromat **66**
Asafoetida 100
Augenerkrankungen 23

B

Backerbsen **70**
Bärlauch 100
Basilikum 100
Bewertungskriterium 47
Biofix **66**
Bio-Hefeextrakt 33
Blätterteigtasche **83**
Blut-Hirn-Schranke 20, 27
Bockshornklee 99
Bockwurst **76, 79**
Bolognese **58, 60**
Bouillon **55**
Bratenfond **59,** 93
Bratensauce **59**
– Rezept 98
Bratwurst **77, 78**
Brühwürfel **54**
Burger **83**

C

Cannelloni **84**
Cevapcici **78, 83**
Chicken-Nuggets **84**
Chili con carne **74**
China-Restaurant 40, 94
China-Restaurant-Syndrom 23
Chips **50**
Chipsletten **50**
Chutney **58**
Cracker **52**
Cremesuppe **72**
Curry **85, 86,** 105
Curryketchup **63, 64**
Currywurst **77**

D

Dickmacher 25
Dill 101
Dressing **69**

E

Eiersalat **89**
Einheitsgeschmack 30
Eintopf **73**
E-Nummern 16, 39, 41
Erdnüsse **52**
Essverhalten 27
Estragon 101

F

Farmersalat **88**
Feinkostsalat **88**
Feinschmecker Suppe 72
Fenchel 106

Fertiggerichte **86**
– kalorienreduzierte **86**
Fertigprodukte, Restaurant 93
Fertigsauce **58**
Fischgewürz **67**
Fischpulver 34, 41
Fix für Salatsauce **69**
Flammkuchen **85**
Fleischbrühe **54**
– Rezept 97
Fleischextrakt 42
Fleischgewürz **66**
Fleischreifung 12
Fleischsalat **88, 89**
Fleischsauce **58**
Fleischwaren **76**
Fleischwurst **78**
Fondor **66**
Frühlingsrolle **86**

G

Garnelen 40
Geflügelfond **56**
Geflügelsalat **88**
Gehirn, Sättigungszentrum 27
Gehirnstoffwechsel 20
Gemüse **84**
Gemüsebrühe **55**
– Rezept 96
Gemüsechips **51**
Gemüsefond **59**
Genießer Fix **68**
Gentechnik 19
Geschmacksverstärker 15, 31, 39, 40, 41
– E-Nummern 16
– Herstellung 18
– Restaurant 92, 94
Gesundheitsschäden 20
Gewürzextrakt 35
Gewürzmischung **69**
– Salat **69**
Gewürznelke 105
Gewürzübersicht 98
Gewürzzubereitung **67**
Gliederschmerzen 23
Glutamat
– Dickmacher 25
– Fresssucht 25
– Gefahren 20
– Gehalt in Lebensmitteln 14
– Grenzwert 21
– Herstellung 18
– Sättigung 26
– vermeiden 40
– Verzehrmenge 29
– Zusatzstoff 11
Glutamatersatzstoffe 34
Glutaminsäure 11
– Aufgaben im Körper 19
– Energiegewinnung 19
– freie 17
– Freisetzung 11
– Gehalt in Lebensmitteln 14
– Gehirn 22
– natürliche 37
Glutaminsäure-Antikörper 22
Grünkohl **86**
Guanylat 16
Gulaschgewürz **68**
Gulaschsuppe **73, 74**
Guten Appetit Suppe **73**
Gyrosgewürz **66**

H

Hackbraten **87**
Hacksteak **84**
Hamburger **86**
Hefe 18
Hefeautolysat 42
Hefeextrakt 18, 32, 41, 92
– biologisches 33
– konventionelles 32
Hefehydrolysat 41
Heiße Tasse **72**
Heringsfilet **88**
Heringssalat **89**
Hühnerbrühe **54**
Hühnerfleischextrakt 42
Hühnerfrikassee **83, 84, 86**

I

Ingwer 105
Inosinat 16

J

Jägersauce **58**

K

Kardamom 106
Kartoffelchips 37, **51**
Kartoffelsalat **89**
Kartoffeltopf **74**
Käse 17, 37, 39
Kasseler **79, 83**
Kerbel 101
Ketchup **63, 64**
Knabberartikel **49**
Kochen 95
Kochschinken **76**
Konzentrate, eiweißreiche 18
Kopfschmerzen 23
Koriander 106
Krabbenchips 40
Kraftbouillon **56**
Kräutermischung **66**
Kräutersauce **58**
Kräuterübersicht 98
Kroepoek 40
Küche
– asiatische 30
– indische 94
Kümmel 107

L

Lachs **84**
Lahmacun **87**
Lebensmittel, Glutaminsäure-/Glutamat-Gehalt 14
Leptin 27
Liebstöckel 107
Lorbeerblatt 101

M

Maischips **50**
Maiseiweiß, hydrolysiertes 34, 42
Majoran 102
Milcheiweiß, hydrolysiertes 34
Milcheiweißwürze 42
Miso 30, 40
Molkenerzeugnisse 34
Mononatriumglutamat 16
Mortadella 79
Mozzarella **38**
Muskatnuss 108

N

Nasi-Goreng **85, 87**
Nervenerkrankungen 22
Nervenzellen 19
– Defekte 21
Netzhautschäden 23
Neurotransmitter 19, 26, 28
Nudelsalat **89**
Nudelsauce **58**

O

odZ-Produkte 92
OK-Produkte 92
Oregano 102

P

Paella **85**
Paprika 108
Paprikasticks **52**
Pasta **83**
Pastasauce **58**
Person, glutamatsensitive 24
Petersilie 102
Pfefferminze 103
Pflanzeneiweiß, biologisch abgebautes 42
Pilze 17
Pimentkörner 108
Pizza **87**
Pizzagewürz **67, 68**
Pizzeria 94
Pringles **51**
Proteinhydrolysat 92

R

Ravioli **85**
– Glutamatgehalt 29
Reifung, Lebensmittel 11
Reis-Chips **51**
Reispfanne **84**
Restaurant 92
Rinderbrühe **55**
Rindergulasch **83**
Rindfleischextrakt 34, 42, 92
Rindsbouillon **55**
Rosmarin 103
Rotwurst **81**

S

Salami **76, 77, 78, 80**
Salatdressing **69**
Salatgewürz **70**
Salatkräutermischung **69**
Salatkrönung **69**
Salatmix **69**
Sättigung 26
Sauce **60**
Sauerbraten **86**
Schabzigerklee 99
Schaschlik **86**
Schaschliksauce **59**
Schinken 17, 37, 39, **76, 77, 78**
Schnittlauch 103
Schweinebraten **84**
Schweinegeschnetzeltes **84, 86**
Serranoschinken **76**
Sojaeiweiß, hydrolysiertes 34, 42
Sojaprodukte 30
Sojasauce 30, 40
Sojasaucenpulver 34
Speisekarte 92
Speisewürze 42

Stapelchips 42, 49
Steakgewürz **67**
Suppe
– Dose **73**
– Restaurant 93

T

Thymian 103
Tiefkühlpizza **87**
Tomate 13, 17, 37, 38
Tomatencremesuppe **72, 73, 74**
Tomatenketchup **63, 64**
Tomatensauce **61, 62**
Tortelloni **84**
Tortillachips **50**
Trockensuppe **72**

U

Übergewicht 24, 28
umami 13
Umami-Geschmack 15, 28, 32, 38, 39, 99
Universal-Feinwürzmittel 43
Universal-Würzmittel **66**

W

Wacholderbeeren 109
Waldpilzsauce **61**
Walnüsse 17, 39
Wantansuppe 40
Weißwurst **81**
Weizeneiweiß, hydrolysiertes 34, 42
Wurst **76**
Würze 35, 42
Würzmischung **66**
Würzmix **67**

Z

Zimt 109
Zitronenmelisse 104
Zusatzstoffe, geschmacksverstärkende 31
Zutatenliste 41
Zutat, geschmacksverstärkende 32, 41

SERVICE

Liebe Leserin, lieber Leser

hat Ihnen dieses Buch weitergeholfen? Für Anregungen, Kritik, aber auch für Lob sind wir offen. So können wir in Zukunft noch besser auf Ihre Wünsche eingehen. Schreiben Sie uns, denn Ihre Meinung zählt!

Ihr TRIAS Verlag
E-Mail-Leserservice: heike.schmid@medizinverlage.de
Lektorat TRIAS Verlag, Postfach 30 05 04, 70445 Stuttgart, Fax: 0711 8931-748

Bibliografische Information der Deutschen Nationalbibliothek
Die Deutsche Nationalbibliothek verzeichnet diese Publikation in der Deutschen Nationalbibliografie; detaillierte bibliografische Daten sind im Internet
über http://dnb.d-nb.de abrufbar.

Programmplanung: Uta Spieldiener
Redaktion: Anne Bleick
Bildredaktion: Kerstin Mendler
Umschlaggestaltung und Layout: CYCLUS Visuelle Kommunikation, Stuttgart

Bildnachweis:
Umschlagfoto vorn: CYCLUS Visuelle Kommunikation, Stuttgart
Fotos im Innenteil: S.8, 44, 90: ONOKY/ F1online; S.31: Hans-Helmut Martin
Zeichnungen: Christine Lackner, Ittlingen
Die abgebildeten Personen haben in keiner Weise etwas mit der Krankheit zu tun.

Wichtiger Hinweis: Wie jede Wissenschaft ist die Medizin ständigen Entwicklungen unterworfen. Forschung und klinische Erfahrung erweitern unsere Erkenntnisse, insbesondere was Behandlung und medikamentöse Therapie anbelangt. Soweit in diesem Werk eine Dosierung oder eine Applikation erwähnt wird oder Ratschläge und Empfehlungen gegeben werden, darf der Leser zwar darauf vertrauen, dass Autoren, Herausgeber und Verlag große Sorgfalt darauf verwandt haben, dass diese Angaben dem Wissensstand bei Fertigstellung des Werkes entsprechen, jedoch kann eine Garantie nicht übernommen werden. Eine Haftung des Autors, des Verlags oder seiner Beauftragten für Personen-, Sach- oder Vermögensschäden ist ausgeschlossen.

1. Auflage

Oswald-Hesse-Straße 50, 70469 Stuttgart

Printed in Germany

Satz und Repro: Fotosatz Buck, Kumhausen
gesetzt in: Adobe Indesign CS5
Druck: AZ Druck und Datentechnik, Kempten
Gedruckt auf chlorfrei gebleichtem Papier

ISBN 978-3-8304-3938-7 1 2 3 4 5 6

Auch erhältlich als E-Book:
eISBN (PDF) 978-3-8304-3939-4
eISBN (ePub) 978-3-8304-6548-5